DIGIUNO INTERMITTENTE PRATICO E SEMPLICE

Il metodo efficace per purificare il tuo corpo, dimagrendo in modo sano senza perdere muscoli e risvegliando il metabolismo per la via del benessere

Di Roberto Mancini

SOMMARIO

SOMMARIO 3

CAPITOLO 1 1

INTRODUZIONE AL DIGIUNO INTERMITTENTE 1

CAPITOLO 2 14

COMPRENDERE IL TUO CORPO E IL DIGIUNO 14

CAPITOLO 3 28

CONFIGURARE IL TUO PIANO DI DIGIUNO INTERMITTENTE 28

CAPITOLO 4 43

DIGIUNO INTERMITTENTE E METABOLISMO 43

CAPITOLO 5 71

PRESERVARE LA MASSA MUSCOLARE 71

CAPITOLO 6 87

SUPERARE LE SFIDE DEL DIGIUNO 87

CAPITOLO 7 103

BENEFICI A LUNGO TERMINE DEL DIGIUNO INTERMITTENTE ... 103

CAPITOLO 8 119

DIGIUNO INTERMITTENTE PER DIVERSE FASI DELLA VITA 119

CAPITOLO 9 152

MITIGARE GLI EFFETTI COLLATERALI 152

CAPITOLO 10 168

GUARDARE AL FUTURO: SOSTENERE IL DIGIUNO NEL TEMPO... 168

BONUS 1: PIANO ALIMENTARE PER IL DIGIUNO INTERMITTENTE 185

BONUS 2: 10 RICETTE SANE E GUSTOSE E 5 CHEAT MEAL 190

BONUS 3: DIARIO DEL DIGIUNO 208

BONUS 4: PROGRAMMA DI ALLENAMENTO A CASA 212

CAPITOLO 1
INTRODUZIONE AL DIGIUNO INTERMITTENTE

Il digiuno intermittente non è solo una moda passeggera nel vasto mondo del benessere e della nutrizione, ma una pratica con radici profonde e benefici corroborati da evidenze scientifiche. Questo metodo di alimentazione si basa sull'alternanza di periodi di assunzione di cibo a periodi di digiuno, durante i quali si astiene completamente o si limita significativamente l'apporto calorico. La popolarità del digiuno intermittente deriva dalla sua flessibilità e dalla capacità di adattarsi a diversi stili di vita e preferenze individuali, rendendolo un approccio pratico e accessibile per chi cerca di migliorare la propria salute attraverso modifiche alla propria dieta.

Ci sono vari approcci al digiuno intermittente, ognuno con le sue specificità. I più comuni includono il metodo 16/8, che prevede di digiunare per 16 ore al giorno e di alimentarsi nelle restanti 8 ore; il metodo 5:2, che implica il consumo di una quantità normale di calorie per cinque giorni alla settimana e una ridotta a circa 500-600 calorie per gli altri due giorni; e il digiuno di 24 ore, noto anche come "Eat-Stop-Eat", che può essere praticato una o due volte alla settimana. Ogni metodo ha i suoi sostenitori e può essere efficace a seconda delle esigenze metaboliche e degli obiettivi personali dell'individuo.

Il digiuno intermittente si distingue da altre diete per il suo focus sul 'quando' mangiare piuttosto che sul 'cosa' mangiare. Nonostante ciò, la qualità e la quantità del cibo consumato durante le finestre di alimentazione rimangono cruciali per ottenere i massimi benefici. Adottare una dieta equilibrata ricca di nutrienti durante i periodi di alimentazione è essenziale per supportare il corpo durante il digiuno, fornendo energia, vitamine e minerali necessari per la salute generale.

Un elemento distintivo del digiuno intermittente è la sua capacità di modulare diversi percorsi biologici che influenzano la salute. Tra questi, la regolazione dei livelli di insulina, il miglioramento della resistenza allo stress e la potenziale promozione della longevità. Questi effetti sono mediati dalle modifiche indotte nel metabolismo energetico, che può portare a miglioramenti nella gestione del peso, nella composizione corporea e nella performance fisica e cognitiva.

Inoltre, il digiuno intermittente può offrire benefici oltre la perdita di peso. La pratica è stata associata a miglioramenti nella salute cardiaca, nella regolazione degli zuccheri nel sangue e nella riduzione dell'infiammazione. Alcuni studi suggeriscono persino che può aiutare a migliorare la salute mentale e ridurre il rischio di alcune malattie croniche.

Tuttavia, mentre il digiuno intermittente offre molti vantaggi potenziali, non è adatto a tutti. Le persone con determinate condizioni di salute, le donne incinte o in allattamento, e coloro che hanno una storia di disturbi alimentari dovrebbero consultare un professionista sanitario prima di iniziare qualsiasi regime di digiuno. Questa cautela assicura che il digiuno intermittente venga praticato in modo sicuro e efficace, tenendo conto delle esigenze e delle condizioni individuali.

La pratica del digiuno intermittente è quindi un approccio versatile e adattabile alla nutrizione che merita considerazione. Come ogni metodo dietetico, la chiave del successo risiede nell'adattarlo alle esigenze personali, ascoltando il proprio corpo e procedendo con una comprensione informata e consapevole dei principi di base. Questo è il cuore del digiuno intermittente, un ponte tra la tradizione storica e le pratiche moderne, come esploreremo ulteriormente nell'esame delle sue origini storiche e dello sviluppo attraverso i secoli.

Le origini del digiuno intermittente si perdono nella notte dei tempi, radicate nelle pratiche culturali, religiose e di sopravvivenza di molte civiltà antiche. Nonostante oggi sia spesso visto come una tendenza moderna legata alla nutrizione e al fitness, il digiuno è una pratica che uomini e donne hanno adottato per millenni, spesso con significati profondi e variegati.

Nelle tradizioni antiche, il digiuno era principalmente un atto religioso o spirituale. Per esempio, nelle culture indù, il digiuno è una pratica diffusa durante i festival e le occasioni sacre, considerato un momento di purificazione del corpo e dello spirito. Anche l'Islam osserva il Ramadan, un mese in cui i fedeli digiunano dall'alba al tramonto, un rito che rinforza la disciplina spirituale e la compassione. Nel Cristianesimo, la Quaresima è un altro periodo significativo di digiuno che precede la Pasqua, utilizzato per la riflessione e la penitenza.

Al di là degli aspetti religiosi, il digiuno è stato adottato anche per motivi di salute e benessere. I medici dell'antica Grecia, come Ippocrate, spesso raccomandavano il digiuno come metodo per migliorare determinate condizioni di salute e come modo per purificare il corpo dalle tossine. Anche in altre tradizioni mediche, come l'Ayurveda, il digiuno è considerato uno strumento importante per equilibrare il corpo e curare le malattie.

Nel corso del XX secolo, il digiuno ha iniziato a essere studiato più sistematicamente per i suoi effetti sulla salute fisica, oltre ai suoi aspetti spirituali e psicologici. La ricerca scientifica ha iniziato a esplorare come il digiuno intermittente influenzi il metabolismo, la longevità, e la prevenzione delle malattie croniche. Gli studi hanno osservato miglioramenti nei livelli di glucosio nel sangue, riduzione dell'infiammazione e potenziali benefici nella gestione del peso corporeo e nell'incremento della longevità.

Questo interesse rinnovato ha portato alla popolarizzazione di vari schemi di digiuno che si adattano ai ritmi di vita contemporanei, rendendo il digiuno intermittente non solo una pratica ancestrale, ma una strategia alimentare adattabile e moderna. Gli approcci come il 16/8, il 5:2 e altri protocolli di digiuno ciclico sono stati adattati per massimizzare i benefici di questa antica pratica, tenendo conto delle esigenze energetiche e dello stile di vita attuale.

Il fascino storico e la validità contemporanea del digiuno intermittente dimostrano come pratiche antiche possano essere trasformate in soluzioni moderne. La capacità di questa pratica di adattarsi e rimanere rilevante testimonia la sua efficienza e l'ampio spettro di benefici che può offrire. La continua ricerca scientifica non solo conferma molti dei suoi benefici storici ma apre anche nuove porte alla comprensione di come il digiuno possa influenzare positivamente la salute umana in modi che solo ora stiamo iniziando a comprendere appieno.

Il digiuno intermittente ha attirato l'attenzione non solo per la sua storia antica e la sua versatilità, ma anche per i benefici che la ricerca scientifica ha iniziato a riconoscere e documentare. La validazione scientifica di queste vantaggi ha reso il digiuno intermittente una pratica popolare non solo tra coloro che cercano di migliorare il proprio stile di vita, ma anche tra la comunità medica che vede potenziali benefici terapeutici.

Uno dei principali benefici del digiuno intermittente è il miglioramento della regolazione del glucosio nel sangue. Gli studi hanno dimostrato che limitare l'assunzione di cibo a finestre temporali specifiche può aiutare a ridurre i livelli di insulina a riposo, migliorando la sensibilità all'insulina. Questo è particolarmente vantaggioso per le persone a rischio di diabete tipo 2, poiché una migliore gestione dei livelli di glucosio nel sangue può prevenire le fluttuazioni estreme che spesso contribuiscono alla malattia.

Un altro beneficio significativo è la perdita di peso e la gestione del grasso corporeo. Digiunando per periodi prolungati, il corpo esaurisce le sue scorte di glucosio e inizia a bruciare i grassi come fonte primaria di energia, un processo noto come chetosi. Questo non solo aiuta nella riduzione del grasso corporeo ma anche nell'ottimizzazione del metabolismo, portando a una gestione del peso più sostenibile nel tempo senza il bisogno di contare caloriche o restrizioni dietetiche eccessive.

Il digiuno intermittente è stato collegato anche a un miglioramento della salute cardiovascolare. La ricerca indica che può aiutare a ridurre i fattori di rischio come l'infiammazione, il colesterolo alto e la pressione sanguigna elevata. Questi cambiamenti contribuiscono a una riduzione complessiva del rischio di malattie cardiovascolari, uno dei principali benefici che lo rendono attraente per un ampio spettro di individui.

In termini di salute mentale e funzione cerebrale, il digiuno intermittente può influenzare positivamente la neuroplasticità, migliorando la crescita e lo sviluppo delle cellule cerebrali. Ciò può tradursi in miglioramenti della memoria, dell'attenzione e della capacità di apprendimento. Inoltre, alcuni studi suggeriscono che può ridurre il rischio di malattie neurodegenerative come l'Alzheimer e il Parkinson, grazie agli effetti protettivi esercitati sulle funzioni cognitive.

Infine, il digiuno intermittente promuove la longevità e la resistenza allo stress cellulare. Questo viene attribuito alla sua capacità di stimolare l'autofagia, il processo con cui le cellule rimuovono le proteine danneggiate e gli organelli disfunzionali, favorendo il rinnovamento cellulare e prevenendo malattie legate all'età.

Questi benefici, documentati attraverso rigorose ricerche scientifiche, confermano il digiuno intermittente come una pratica non solo per il miglioramento estetico o di peso, ma come una strategia comprensiva per il benessere a lungo termine. Tuttavia, come per qualsiasi intervento relativo alla salute, è fondamentale approcciare il digiuno intermittente con una comprensione chiara e realistica delle sue potenzialità e delle sue limitazioni. Questo aiuta non solo a sfruttare appieno i suoi benefici ma anche a identificare e correggere i comuni malintesi che possono circondare la sua pratica.

Mentre il digiuno intermittente ha guadagnato una vasta popolarità grazie ai suoi numerosi benefici, esistono anche diversi miti e malintesi che circondano questa pratica. È importante chiarire questi equivoci per assicurarsi che coloro che decidono di adottare questo stile di vita siano ben informati e abbiano aspettative realistiche.

Uno dei miti più comuni riguarda la perdita di peso. Molte persone credono che il digiuno intermittente sia una soluzione rapida e facile per perdere peso indipendentemente dalla qualità e dalla quantità del cibo consumato durante le finestre di alimentazione. Sebbene il digiuno intermittente possa effettivamente facilitare la perdita di peso riducendo il consumo complessivo di calorie e ottimizzando il metabolismo, è cruciale sottolineare che la qualità dell'alimentazione rimane fondamentale. Un'alimentazione ricca di nutrienti, equilibrata e moderata è essenziale per ottenere risultati duraturi e sostenibili.

Un altro equivoco riguarda il concetto di "fame estrema" che molti associano al digiuno. Contrariamente a questa credenza, molti praticanti del digiuno intermittente riportano una diminuzione dell'appetito e un miglioramento nel controllo della fame una volta che il corpo si adatta al nuovo regime alimentare. Questo adattamento può migliorare la sensibilità all'insulina e normalizzare i segnali di fame, contribuendo a una maggiore facilità nel mantenere il digiuno senza sperimentare disagio.

Inoltre, esiste il mito che il digiuno intermittente sia adatto a tutti. In realtà, mentre molte persone possono trarre beneficio da questa pratica, non è adatta per chiunque. Ad esempio, individui con determinate condizioni mediche, donne incinte o in allattamento, e persone con disturbi alimentari dovrebbero evitare il digiuno intermittente o procedere solo sotto stretta supervisione medica. È fondamentale consultare un professionista sanitario prima di iniziare qualsiasi nuova dieta o regime alimentare, specialmente uno che include periodi di digiuno.

Un altro malinteso comune è che il digiuno intermittente possa sostituire una dieta equilibrata e regolare esercizio fisico. Sebbene possa essere un componente efficace di uno stile di vita salutare, non dovrebbe essere considerato un sostituto dell'attività fisica regolare o di un'alimentazione equilibrata. È un complemento che, se integrato correttamente, può migliorare i risultati ottenuti da una dieta sana e attività fisica regolare.

Infine, è importante non generalizzare i risultati o i benefici del digiuno intermittente. L'impatto di questa pratica può variare notevolmente da persona a persona, influenzato da fattori come l'età, il sesso, il livello di attività fisica e le condizioni di salute preesistenti. I benefici possono variare e non sono garantiti in modo uniforme per tutti gli individui.

Calcificare questi miti non solo aiuta a impostare aspettative realistiche ma anche a preparare i praticanti a un'esperienza più informata e positiva. Questo approccio chiaro e onesto è cruciale per aiutare i lettori a capire come navigare il percorso del digiuno intermittente, facilitando una transizione più consapevole e personalizzata verso un miglioramento della salute e del benessere generale.

Questo libro è progettato per offrire un approccio chiaro e strutturato al digiuno intermittente, consentendo ai lettori di comprendere, iniziare e sostenere efficacemente questa pratica nutritiva. Ogni capitolo del libro è stato attentamente pianificato per costruire sistematicamente la vostra conoscenza e capacità, garantendo che ogni aspetto del digiuno intermittente sia coperto in modo comprensivo e accessibile.

La struttura del libro segue un percorso logico che inizia con i fondamenti del digiuno intermittente, esplorando la sua storia, i benefici scientificamente validati, e sfatando i miti comuni. Questo approccio graduale è pensato per prepararvi al meglio prima di immergervi nelle pratiche più dettagliate e personalizzate. Ciascun capitolo è arricchito da sottosezioni che approfondiscono specifici argomenti, facilitando la lettura e permettendo di tornare facilmente a consultare parti specifiche per rinfrescare i concetti chiave o approfondire ulteriori informazioni.

Per trarre il massimo beneficio da questo libro, è consigliato leggere i capitoli in ordine, poiché ciascuno costruisce sulla base delle informazioni fornite nel precedente. Questo rinforza la comprensione e fornisce una base solida su cui potrete costruire le vostre pratiche di digiuno. Tuttavia, ogni capitolo è stato anche progettato per stare in piedi da solo, permettendo ai lettori di consultare specifiche sezioni in base alle proprie necessità immediate.

Inoltre, il libro include consigli pratici su come personalizzare il digiuno intermittente per adattarlo alle vostre condizioni di vita, consigli alimentari per le finestre di alimentazione, e suggerimenti per integrare l'esercizio fisico nel vostro regime di digiuno. Questi strumenti pratici sono essenziali per adattare il digiuno intermittente al vostro stile di vita, massimizzando così i benefici e mantenendo il benessere a lungo termine.

Una sezione importante del libro è dedicata a come monitorare i progressi e fare aggiustamenti al vostro piano di digiuno. Attraverso l'uso di diari alimentari e la valutazione delle risposte del vostro corpo, potrete finemente sintonizzare la vostra pratica per rispondere meglio ai cambiamenti nei bisogni del corpo e agli obiettivi di salute. Questo processo di monitoraggio e aggiustamento è cruciale per mantenere l'efficacia del digiuno nel tempo.

Infine, il libro si conclude con una discussione su come sostenere e evolvere la vostra pratica di digiuno intermittente a lungo termine. Questo non solo vi aiuta a mantenere i benefici acquisiti, ma fornisce anche una guida su come affrontare le sfide comuni che possono emergere nel tempo.

Comprendendo come il corpo reagisce al digiuno e ai processi biologici coinvolti, che saranno dettagliatamente esplorati nel capitolo successivo, sarete meglio attrezzati per implementare il digiuno intermittente in modo sicuro ed efficace. Questa comprensione è essenziale per personalizzare l'approccio al digiuno, garantendo che si adatti bene alle vostre esigenze personali e vi aiuti a raggiungere i vostri obiettivi di salute e benessere.

CAPITOLO 2
COMPRENDERE IL TUO CORPO E IL DIGIUNO

Quando si parla di digiuno intermittente, è cruciale comprendere come il corpo reagisce a questo cambiamento nel regime alimentare. Il digiuno non è semplicemente un'assenza di cibo, ma un potente stimolo che innesca una serie di adattamenti biologici nel corpo, ognuno dei quali ha implicazioni specifiche per la salute e il benessere.

All'inizio del digiuno, il corpo utilizza principalmente le riserve di glucosio immagazzinate nel fegato sotto forma di glicogeno. Questa è la fonte di energia più accessibile e viene utilizzata per mantenere i livelli di glucosio nel sangue durante le prime ore di digiuno. Una volta esaurite le riserve di glicogeno, generalmente dopo circa 12 ore dal ultimo pasto, il corpo è costretto a cercare un'altra fonte di energia.

A questo punto, inizia il processo di gluconeogenesi, attraverso il quale il corpo produce glucosio dai suoi depositi di proteine e grassi. Questo è particolarmente importante perché il cervello e altri tessuti vitali dipendono dal glucosio per funzionare correttamente. Tuttavia, il corpo cerca di minimizzare la perdita di proteine, quindi aumenta l'uso dei grassi come fonte di energia. La lipolisi, il processo di degradazione dei grassi, viene intensificata, portando alla liberazione di acidi grassi liberi nel sangue.

Con il protrarsi del digiuno, il corpo aumenta la produzione di corpi chetonici, un processo noto come chetogenesi. I corpi chetonici sono composti prodotti dalla degradazione degli acidi grassi nel fegato e servono come fonte alternativa di energia, soprattutto per il cervello, quando il glucosio è scarso. La chetogenesi rappresenta un adattamento critico al digiuno prolungato, permettendo al corpo di conservare le proteine dei tessuti, un bene prezioso, e ridurre la dipendenza dal glucosio.

Questi cambiamenti metabolici non sono solo cruciali per mantenere l'omeostasi durante i periodi di digiuno, ma hanno anche effetti benefici sulla salute. Ad esempio, riducono lo stress ossidativo e l'infiammazione, migliorano la regolazione ormonale, e potenziano la sensibilità all'insulina. Inoltre, la chetogenesi è stata collegata a una maggiore longevità e a una riduzione del rischio di malattie croniche come il diabete di tipo 2, le malattie cardiache e alcune forme di cancro.

Tuttavia, mentre il corpo si adatta a utilizzare i grassi e i corpi chetonici come fonti primarie di energia, i praticanti di digiuno intermittente possono sperimentare vari segnali inviati dal corpo, che possono includere sensazioni di fame, cambiamenti di umore o livelli energetici. È fondamentale imparare a riconoscere e interpretare questi segnali per ottimizzare l'esperienza del digiuno e adattare le proprie pratiche per massimizzare i benefici e minimizzare il disagio. Questa capacità di "ascolto" del proprio corpo sarà esplorata nel prossimo segmento, guidando i lettori attraverso i processi per identificare e rispondere ai segnali durante il digiuno.

Durante il digiuno intermittente, il corpo attraversa una serie di cambiamenti metabolici significativi, come discusso in precedenza. Imparare a riconoscere e interpretare i segnali che il corpo invia durante questi periodi è cruciale per mantenere il digiuno sicuro ed efficace. Ascoltare attentamente il proprio corpo aiuta non solo a evitare possibili disagi ma anche a ottimizzare i benefici del digiuno.

1. Sensazione di Fame

La fame è uno dei primi e più ovvi segnali che il corpo invia durante il digiuno. Inizialmente, queste sensazioni possono essere frequenti e intense, soprattutto per chi è abituato a mangiare a intervalli regolari durante il giorno. Tuttavia, è importante distinguere tra fame vera e abitudini alimentari condizionate. La fame reale è spesso accompagnata da segnali fisici come lo stomaco che brontola, mentre la fame psicologica può derivare dalla noia, dall'abitudine o dall'ambiente. Ascoltare e comprendere questi segnali può aiutare a gestire meglio il digiuno e ad adattare il programma se necessario.

2. Cambiamenti di Energia

Alterazioni nei livelli di energia sono comuni durante il digiuno. Molti sperimentano una fase iniziale di calo energetico, seguita da un incremento significativo di vitalità una volta che il corpo si adatta al digiuno e inizia a bruciare grassi come fonte primaria di energia. Identificare questi picchi e cali di energia può servire come guida per adattare le attività quotidiane alle nuove dinamiche energetiche del corpo.

3. Stati d'Animo

Il digiuno può influenzare anche gli stati d'animo. È comune esperire variazioni di umore, specialmente all'inizio. Alcuni possono sentirsi irritabili o avere difficoltà a concentrarsi, mentre altri possono notare una chiarezza mentale migliorata dopo i primi giorni di adattamento. Essere consapevoli di questi cambiamenti può aiutare a gestire meglio le interazioni sociali e le attività lavorative durante il periodo di digiuno.

4. Segnali Fisici

Altri segnali fisici possono includere leggera debolezza, mal di testa o vertigini, specialmente se il corpo non è ancora completamente adattato alla nuova routine o se non si consuma una quantità sufficiente di liquidi. Monitorare questi sintomi è essenziale; possono essere indicatori che è necessario regolare la durata del digiuno, l'apporto idrico o l'equilibrio elettrolitico.

5. Risposta Digestiva

La risposta del sistema digestivo, come una ridotta frequenza delle evacuazioni o una digestione apparentemente più efficace, può anche indicare come il corpo sta reagendo al digiuno. Tali segnali possono fornire informazioni preziose sulla tolleranza individuale al digiuno e sulla salute generale del sistema digestivo.

Imparare a identificare e interpretare correttamente questi segnali richiede tempo e attenzione ma è fondamentale per un'esperienza di digiuno sicura ed efficace. Inoltre, preparare adeguatamente la mente e il corpo per il digiuno, come discusso nel segmento successivo, può migliorare notevolmente la capacità di gestire questi segnali e di adattare le pratiche di digiuno per ottimizzare i benefici e minimizzare i disagi.

Preparare sia la mente che il corpo per il digiuno intermittente è essenziale per garantire che l'esperienza sia sia salutare che sostenibile. Questo processo preparatorio non solo facilita la transizione al nuovo regime alimentare ma aiuta anche a massimizzare i benefici e minimizzare eventuali disagi o rischi.

Preparazione Mentale

Il primo passo nella preparazione al digiuno intermittente riguarda la mente. È importante avere una comprensione chiara degli obiettivi che si desidera raggiungere attraverso il digiuno, sia che si tratti di perdita di peso, miglioramento della salute metabolica o semplicemente di un aumento della propria energia. Impostare obiettivi chiari e realistici può motivare e dare uno scopo al vostro percorso di digiuno.

Inoltre, è cruciale sviluppare una mentalità resiliente. Il digiuno può essere sfidante, specialmente nei primi giorni, quando il corpo si sta adattando alla nuova routine. Prepararsi mentalmente per affrontare la fame, le voglie e le fluttuazioni emotive può fare una grande differenza. Tecniche come la meditazione, il journaling o semplicemente il dialogo aperto con amici o sostenitori possono rafforzare la vostra resilienza mentale e prepararvi a gestire questi cambiamenti.

Preparazione Fisica

Dal lato fisico, la preparazione inizia con una graduale riduzione dell'apporto calorico o l'adattamento delle finestre di alimentazione alcuni giorni prima di iniziare il regime di digiuno completo. Questo può aiutare a ridurre lo shock per il corpo e a facilitare una transizione più dolce verso periodi di digiuno prolungati.

È anche fondamentale garantire che la dieta sia nutritivamente bilanciata. Consumare cibi ricchi di nutrienti durante le finestre di alimentazione supporta il corpo con le vitamine, i minerali e le energie necessarie per sostenere il digiuno. Alimenti come verdure a foglia verde, proteine magre, carboidrati complessi e grassi salutari sono particolarmente benefici. Inoltre, assicurarsi di bere sufficienti liquidi, soprattutto acqua, può aiutare a mantenere l'idratazione e ridurre alcuni effetti collaterali del digiuno come mal di testa e stanchezza.

Prima di iniziare un regime di digiuno intermittente, è anche saggio eseguire un check-up medico per assicurarsi che non ci siano condizioni preesistenti che possano complicare la pratica del digiuno. Monitorare la propria salute con esami di routine può offrire un quadro chiaro e sicuro per iniziare il digiuno.

Infine, è utile sviluppare una routine quotidiana che integri il digiuno senza ostacolare le attività quotidiane. Pianificare i periodi di digiuno durante orari meno impegnativi o meno stressanti della giornata può facilitare notevolmente l'adattamento al nuovo regime alimentare.

Questi passaggi preparatori sono fondamentali per garantire che il corpo e la mente siano pronti per il digiuno intermittente, ma è altrettanto importante riconoscere quando il digiuno potrebbe non essere l'opzione migliore. Le considerazioni sulla sicurezza e le circostanze in cui il digiuno può essere sconsigliato saranno esaminate in dettaglio per garantire una pratica responsabile e informata del digiuno intermittente.

Sebbene il digiuno intermittente possa offrire una serie di benefici per la salute, ci sono situazioni e condizioni specifiche in cui questa pratica potrebbe non essere consigliata. È fondamentale riconoscere e comprendere queste eccezioni per evitare complicazioni di salute e assicurare che le scelte dietetiche supportino effettivamente il benessere generale.

Condizioni di Salute Preesistenti

Il digiuno intermittente può non essere appropriato per persone con determinate condizioni mediche. Ad esempio, individui con diabete di tipo 1 o tipo 2 che assumono insulina dovrebbero avvicinarsi al digiuno con grande cautela, poiché possono verificarsi fluttuazioni significative nei livelli di zucchero nel sangue che potrebbero essere pericolose. Allo stesso modo, persone con storia di disturbi alimentari come anoressia o bulimia dovrebbero evitare il digiuno, in quanto potrebbe innescare o peggiorare comportamenti alimentari dannosi.

Gravidanza e Allattamento

Durante la gravidanza e l'allattamento, le donne hanno esigenze nutrizionali aumentate per supportare la salute sia della madre che del bambino. Il digiuno può compromettere la capacità di soddisfare queste esigenze nutrizionali e quindi non è raccomandato. Inoltre, cambiamenti significativi nell'alimentazione durante questi periodi possono avere impatti non solo sulle condizioni nutrizionali ma anche sulle condizioni ormonali ed emotive.

Condizioni Metaboliche

Individui con condizioni metaboliche come ipoglicemia (bassi livelli di glucosio nel sangue) possono trovare il digiuno particolarmente sfidante e potenzialmente pericoloso. Il digiuno può causare o esacerbare i sintomi dell'ipoglicemia, inclusi vertigini, stanchezza, confusione e persino svenimento.

Età Avanzata o Minori

Anziani e bambini sono altri due gruppi che dovrebbero esercitare cautela quando considerano il digiuno. Gli anziani possono avere esigenze nutrizionali specifiche o condizioni di salute croniche che il digiuno potrebbe aggravare. Similmente, nei bambini, che sono ancora in fase di crescita e sviluppo, il digiuno potrebbe interferire con l'apporto di nutrienti essenziali necessari per il loro sviluppo fisico e cognitivo.

Assunzione di Determinati Medicinali

Le persone che assumono farmaci per malattie croniche dovrebbero consultare il proprio medico prima di iniziare un regime di digiuno intermittente. Alcuni farmaci, come quelli per la pressione alta o per il cuore, possono richiedere un'assunzione regolare di cibo per evitare effetti collaterali o per garantire la loro efficacia.

È evidente che il digiuno intermittente, nonostante i suoi numerosi benefici, non è una soluzione adatta a tutti. Per questa ragione, consultare un professionista della salute diventa un passo essenziale prima di iniziare qualsiasi forma di digiuno, soprattutto se si rientra in una delle categorie a rischio sopra menzionate. Un professionista può offrire una guida personalizzata e dettagliata, assicurando che qualsiasi modificazione del regime alimentare sia sicura e benefica per il singolo individuo, come sarà ulteriormente esplorato nel seguente segmento.

Consultare un professionista della salute prima di iniziare un regime di digiuno intermittente è un passo fondamentale, soprattutto per coloro che potrebbero avere condizioni mediche preesistenti o particolari esigenze nutrizionali. Un medico o un dietista può fornire orientamenti personalizzati, assicurando che il digiuno sia sia sicuro sia efficace. Esaminiamo le principali ragioni e i momenti appropriati per cercare consiglio professionale.

Valutazione della Salute Generale

Prima di iniziare un programma di digiuno intermittente, è importante avere un quadro chiaro della propria salute generale. Un professionista della salute può eseguire un check-up completo per rilevare eventuali condizioni nascoste che potrebbero influenzare la sicurezza o l'efficacia del digiuno. Questo check-up può includere test del sangue per verificare i livelli di glucosio, funzionalità renale, fegato e altri indicatori vitali. Questa valutazione iniziale aiuta a stabilire un punto di partenza sicuro per il digiuno.

Condizioni Mediche Specifiche

Come già discusso, alcune condizioni mediche possono complicare la pratica del digiuno. Se si soffre di diabete, disturbi alimentari, malattie cardiache, o si è in trattamento per qualsiasi condizione cronica, la consulenza di un professionista è essenziale. Il medico può aiutare a modellare un programma di digiuno che tenga conto di queste condizioni e consigliare eventuali aggiustamenti ai trattamenti farmacologici che si stanno seguendo.

Personalizzazione del Regime di Digiuno

Ogni individuo è unico, e ciò che funziona per una persona può non essere adatto per un'altra. Un dietista o un nutrizionista può aiutare a personalizzare un programma di digiuno che si adatti meglio alle esigenze individuali, tenendo conto dello stile di vita, delle preferenze alimentari, dell'età, del sesso, e della composizione corporea. Questo tipo di personalizzazione è fondamentale per mantenere la sostenibilità e l'efficacia del digiuno nel lungo termine.

Supporto e Monitoraggio

Iniziare un nuovo regime alimentare può essere impegnativo, e avere il supporto di un professionista può fare una grande differenza nella gestione degli ostacoli e nell'assicurare il successo. Un professionista della salute non solo fornisce supporto e motivazione ma può anche monitorare i progressi e fare aggiustamenti al piano man mano che si procede. Questo monitoraggio continuo aiuta a garantire che il digiuno rimanga sicuro e che gli obiettivi di salute siano progressivamente raggiunti.

Transizione a Pratiche a Lungo Termine

Infine, consultare un professionista può essere

particolarmente utile quando si passa da un regime di digiuno temporaneo a uno più sostenibile a lungo termine. Il professionista può fornire strategie per integrare il digiuno nella vita quotidiana in modo che diventi una componente sostenibile del benessere generale.

In conclusione, consultare un professionista prima di iniziare il digiuno intermittente assicura che l'approccio scelto sia adeguato, sicuro e personalizzato. Una volta stabilita una base sicura e informata, il prossimo passo è scegliere la finestra di digiuno più adatta, che si armonizzi con le esigenze individuali e lo stile di vita, un argomento che verrà esplorato nel prossimo segmento. Questo processo di personalizzazione è essenziale per ottenere i massimi benefici del digiuno intermittente.

CAPITOLO 3
CONFIGURARE IL TUO PIANO DI DIGIUNO INTERMITTENTE

Scegliere la finestra di digiuno adatta alle proprie esigenze è uno dei passi più importanti nel configurare un piano di digiuno intermittente efficace e sostenibile. Questa decisione dovrebbe riflettere lo stile di vita, gli obiettivi di salute, e le preferenze personali, garantendo che il digiuno si inserisca armoniosamente nella routine quotidiana senza causare eccessivi sconvolgimenti o stress.

Considerazioni Pratiche

Prima di tutto, è essenziale valutare il proprio stile di vita quotidiano. Per esempio, se si ha una giornata lavorativa molto impegnativa che richiede molta energia mentale o fisica nelle ore di lavoro, scegliere di digiunare durante queste ore potrebbe non essere ideale. Allo contrario, se le serate sono più rilassate e meno impegnative, potrebbe essere sensato iniziare il digiuno nel tardo pomeriggio e continuare fino alla mattina seguente.

Tipologie di Finestre di Digiuno

Esistono diverse finestre di digiuno tra cui scegliere, ciascuna con caratteristiche specifiche che possono adattarsi meglio a diversi ritmi di vita:

Metodo 16/8: Questo è uno dei metodi più popolari, dove si digiuna per 16 ore e si mangia in un arco di 8 ore. È ideale per chi può saltare la colazione o la cena facilmente.

Metodo 14/10: Leggermente meno intenso del 16/8, questo metodo può essere più adatto per chi sta iniziando con il digiuno intermittente.

Metodo 5:2: Involucra il consumo di 500-600 calorie per due giorni non consecutivi a settimana, mangiando normalmente negli altri giorni. Questo può essere preferibile per chi trova difficile digiunare completamente durante i giorni lavorativi.

Digiuno di 24 ore (Eat-Stop-Eat): Questo richiede di digiunare completamente per 24 ore, una o due volte a settimana. Potrebbe essere adatto per chi ha già esperienza con il digiuno intermittente e desidera approfondirne i benefici.

Ascoltare il Proprio Corpo

È fondamentale ascoltare il proprio corpo durante la fase iniziale e fare attenzione a come si reagisce alle diverse finestre di digiuno. Se si avvertono sintomi come debolezza eccessiva, irritabilità o difficoltà di concentrazione, può essere necessario rivedere la finestra di digiuno scelta.

Adattabilità nel Tempo

La flessibilità è cruciale. La finestra di digiuno scelta all'inizio non deve essere percepita come un vincolo permanente. Con il tempo, potrebbe essere necessario adattare la finestra per meglio adattarsi ai cambiamenti nello stile di vita o agli obiettivi di salute. Il processo di adattamento dovrebbe sempre essere guidato dal feedback del proprio corpo e dai risultati ottenuti.

Scegliere la finestra di digiuno giusta è quindi un processo di sperimentazione e personalizzazione. Una volta stabilita la finestra più adatta, il passo successivo è pianificare accuratamente i pasti per massimizzare i benefici nutrizionali durante le ore di alimentazione. Questo include non solo cosa mangiare, ma anche quando è meglio consumare certi tipi di alimenti per supportare il proprio metabolismo, energia e benessere generale durante il digiuno. Questi aspetti saranno esaminati più dettagliatamente, aiutandovi a costruire un regime di digiuno che funzioni armoniosamente con le vostre esigenze individuali.

La pianificazione dei pasti nel contesto del digiuno intermittente è fondamentale per garantire che il corpo riceva tutti i nutrienti necessari per funzionare ottimalmente durante le finestre di alimentazione e di digiuno. Una pianificazione efficace non solo contribuisce a mantenere un apporto calorico adeguato ma aiuta anche a massimizzare i benefici del digiuno.

Cosa Mangiare

Quando si tratta di cosa mangiare, è cruciale optare per alimenti che sostengano sia la sazietà sia l'apporto nutrizionale. Gli alimenti da privilegiare includono:

Proteine magre: come pollo, tacchino, legumi, tofu e pesce, che aiutano a costruire e riparare i tessuti e a sentirsi sazi più a lungo.

Grassi salutari: come quelli trovati nell'avocado, nelle noci, nei semi e nell'olio d'oliva, che sono essenziali per la salute del cuore e del cervello e contribuiscono a prolungare la sensazione di sazietà.

Carboidrati complessi: come quinoa, avena, patate dolci e verdure ricche di fibre, che forniscono energia duratura e aiutano a mantenere stabili i livelli di zucchero nel sangue.

Frutta e verdura: ricche di vitamine, minerali e fibre, sostengono la digestione, riducono l'infiammazione e migliorano la salute generale.

Quando Mangiare

La tempistica dei pasti in un regime di digiuno intermittente può variare a seconda della finestra di alimentazione scelta. Ad esempio:

Nel metodo 16/8, se si sceglie di mangiare dalle 12:00 alle 20:00, potrebbe essere utile iniziare con un pasto sostanzioso che rompe il digiuno (il cosiddetto "breakfast"), seguito da uno spuntino bilanciato nel pomeriggio e da una cena completa prima di iniziare il nuovo periodo di digiuno.

Nel metodo 5:2, i giorni di digiuno con limitazione calorica richiedono pasti particolarmente ben pianificati per garantire l'assunzione di tutti i nutrienti essenziali nonostante l'apporto calorico ridotto.

Importanza dei Liquidi

Assicurarsi di consumare sufficienti liquidi è altrettanto importante. L'acqua, il tè non zuccherato e il caffè sono ottimi per mantenersi idratati senza aggiungere calorie durante le finestre di digiuno. L'acqua aiuta a gestire la fame, migliora il metabolismo e supporta le funzioni corporee essenziali.

Evitare Cibi Processati

Durante le finestre di alimentazione, è altrettanto importante evitare o limitare il consumo di cibi altamente processati e zuccherati. Questi alimenti possono causare picchi di zucchero nel sangue, ridurre la sensazione di sazietà e ostacolare i benefici del digiuno intermittente.

Una volta stabiliti cosa e quando mangiare, il prossimo passo è assicurarsi che ogni pasto sia bilanciato per fornire l'energia e i nutrienti necessari senza dover necessariamente contare ogni caloria. Questo approccio non solo semplifica la pianificazione dei pasti ma supporta anche un rapporto più naturale e meno restrittivo con il cibo. Approfondiremo come bilanciare efficacemente i nutrienti nei pasti successivi, per garantire che ogni boccone sia tanto nutriente quanto delizioso.

Nel contesto del digiuno intermittente, bilanciare i nutrienti efficacemente è fondamentale per garantire che il corpo riceva tutto ciò di cui ha bisogno per funzionare ottimamente, senza la necessità di contare ogni singola caloria. Questo approccio non solo facilita il mantenimento di una dieta salutare nel lungo termine ma anche aiuta a evitare l'ossessione per i numeri, che può diventare stressante e insostenibile.

Concentrarsi sulla Qualità del Cibo

La chiave per bilanciare i nutrienti senza contare le calorie è concentrarsi sulla qualità del cibo piuttosto che sulla quantità. Questo significa scegliere alimenti che sono nutrienti densi, il che significa che offrono un alto contenuto di nutrienti rispetto al loro contenuto calorico. Alimenti come verdure a foglia verde, frutta fresca, cereali integrali, legumi, noci, semi e proteine magre dovrebbero costituire la maggior parte della dieta.

Macro e Micro Nutrienti

Un'alimentazione equilibrata richiede un adeguato apporto di macronutrienti – proteine, grassi e carboidrati – così come di micronutrienti – vitamine e minerali essenziali. Le proteine sono cruciali per la riparazione e la costruzione dei tessuti, i grassi forniscono energia e supportano la salute cellulare, e i carboidrati forniscono energia immediata. Assicurarsi di includere una varietà di fonti per ciascuno di questi gruppi in ogni pasto può aiutare a bilanciare l'apporto nutritivo:

Proteine: Carne magra, pesce, uova, legumi, e prodotti lattiero-caseari o alternative vegetali.

Grassi: Oli di qualità come l'olio d'oliva, avocado, noci e semi.

Carboidrati: Cereali integrali come quinoa, orzo, avena e alimenti ricchi di fibre come le verdure.

Ascoltare il Proprio Corpo

Ascoltare il proprio corpo è fondamentale quando si tratta di bilanciare i nutrienti. Ogni persona ha esigenze differenti, che possono variare in base a età, sesso, livello di attività fisica e condizioni di salute. Prestare attenzione a come ci si sente dopo aver mangiato certi alimenti può aiutare a regolare la dieta per massimizzare l'energia e il benessere generale.

Pianificazione dei Pasti

Pianificare i pasti in anticipo può anche aiutare a garantire che ogni pasto sia ben bilanciato. Considerare di includere almeno una fonte di proteine, una di grassi salutari e una varietà di verdure in ogni pasto. Questo non solo garantisce un apporto equilibrato di nutrienti ma aiuta anche a evitare la monotonia alimentare.

Evitare l'Elaborazione Eccessiva

Infine, evitare cibi eccessivamente elaborati e confezionati può contribuire a una migliore nutrizione generale. Questi alimenti spesso contengono zuccheri aggiunti, grassi non salutari e una quantità elevata di sodio, che possono disturbare i tentativi di mantenere un'alimentazione equilibrata.

Adottare queste strategie non solo rende il processo di alimentazione più semplice e meno stressante ma incoraggia anche una relazione più sana con il cibo. Integrare l'attività fisica nel proprio regime, il quale sarà discusso nel segmento successivo, può ulteriormente potenziare i benefici di una dieta ben bilanciata, contribuendo a una salute ottimale e a un benessere a lungo termine.

Integrare l'attività fisica nel regime di digiuno intermittente è un elemento chiave per massimizzare i benefici sia del digiuno che dell'esercizio stesso. Tuttavia, è importante seguire alcuni consigli e precauzioni per assicurarsi che l'attività fisica sia sia sicura sia efficace.

Scegliere il Momento Giusto per l'Esercizio

Il timing dell'attività fisica può avere un impatto significativo sull'efficacia dell'allenamento e sulla risposta del corpo. Durante il digiuno intermittente, molti trovano vantaggioso fare esercizio poco prima della finestra di alimentazione. Questo approccio può aumentare l'utilizzo dei grassi come fonte di energia, potenziando la lipolisi e la chetogenesi, che sono processi metabolici attivati più efficacemente dopo un periodo di digiuno. Tuttavia, alcune persone possono sentirsi più energiche e performanti se si allenano dopo aver mangiato, quindi è cruciale ascoltare e rispettare le reazioni del proprio corpo.

Tipi di Esercizio Raccomandati

Gli esercizi a bassa intensità, come camminare, yoga, o stretching leggero, sono generalmente più gestibili a stomaco vuoto e possono essere eseguiti in sicurezza durante le ore di digiuno. Per attività ad alta intensità, come sollevamento pesi o allenamenti cardio intensi, può essere preferibile programmarli dopo il primo pasto della giornata, quando il corpo ha ricevuto una fonte di energia fresca e abbondante.

Idratazione e Nutrizione Pre-Allenamento

Mantenere un'adeguata idratazione è vitale, soprattutto quando si fa esercizio durante il digiuno. Bere acqua sufficiente prima, durante e dopo l'esercizio è essenziale per evitare la disidratazione. Inoltre, per coloro che scelgono di fare esercizio a fine digiuno, consumare una piccola quantità di carboidrati a rapida digestione e proteine può aiutare a prevenire la degradazione muscolare e a fornire energia immediata.

Ascoltare il Proprio Corpo

È fondamentale ascoltare il proprio corpo e modificare l'intensità e la durata dell'esercizio in base alle proprie sensazioni. Se si avvertono sintomi come vertigini, eccessiva stanchezza, o debolezza, è importante ridurre l'intensità dell'allenamento o considerare di spostarlo dopo un pasto.

Precauzioni

Per le persone con condizioni mediche preesistenti o per chi è nuovo al digiuno o all'esercizio fisico, è sempre consigliato consultare un professionista della salute prima di iniziare un nuovo regime di allenamento. Questo è particolarmente importante per evitare complicazioni e assicurare che l'approccio sia personalizzato per le esigenze individuali.

Integrare correttamente l'attività fisica nel proprio regime di digiuno può non solo migliorare i risultati del digiuno stesso ma anche contribuire a un benessere fisico e mentale più generale. Una volta stabilita una routine adeguata, il passo successivo è tracciare i progressi per valutare l'efficacia del piano combinato di digiuno e attività fisica, utilizzando strumenti e tecniche che saranno discussi nel prossimo segmento del libro. Questo aiuterà a mantenere la motivazione e a fare aggiustamenti basati su dati concreti e risultati personali.

Tracciare i progressi durante il digiuno intermittente è fondamentale per valutare l'efficacia del regime adottato e per capire come il corpo risponde alle variazioni di dieta e attività fisica. L'uso di strumenti e tecniche adeguati può aiutare a mantenere la motivazione, a rilevare i cambiamenti e ad apportare le necessarie modifiche per ottimizzare i risultati.

Strumenti di Monitoraggio

Diario Alimentare e di Attività Fisica: Tenere un diario

giornaliero di ciò che si mangia e delle attività fisiche svolte è un modo efficace per osservare come diversi tipi di cibo e diversi livelli di attività influenzano il corpo. Questo può aiutare a identificare pattern che funzionano bene o meno bene per il proprio obiettivo di salute.

App di Tracciamento: Esistono numerose app progettate per aiutare a monitorare l'alimentazione, l'esercizio fisico, le ore di digiuno e altri parametri di salute. Queste app possono offrire una panoramica comoda e immediata dei progressi e spesso includono funzionalità per analizzare i dati nel tempo.

Bilance Intelligenti e Misuratori di Composizione Corporea: Dispositivi come bilance intelligenti che misurano il peso, il grasso corporeo, la massa muscolare e altri parametri possono essere strumenti preziosi. Forniscono misurazioni concrete che possono mostrare esattamente come il corpo sta cambiando in risposta al regime di digiuno intermittente.

Tracker di Attività Fisica: I dispositivi wearable che monitorano l'attività fisica, le calorie bruciate, e i passi possono essere utili per assicurarsi di mantenere un livello di attività fisica adeguato, essenziale per supportare il digiuno e migliorare la salute generale.

Tecniche di Valutazione

Valutazione Fotografica: Scattare foto a intervalli regolari (ad esempio, mensilmente) può offrire una rappresentazione visiva del cambiamento fisico, che può essere molto motivante e più rivelatrice di piccoli cambiamenti giornalieri non sempre percepibili.

Autovalutazione del Benessere: Regolarmente, valutare come ci si sente fisicamente e emotivamente può aiutare a capire se il regime di digiuno sta avendo un impatto positivo. Elementi come livelli di energia, qualità del sonno, e umore possono essere indicatori importanti del benessere generale.

Check-up Medici Periodici: Anche se non si ha una condizione di salute preesistente, effettuare controlli medici regolari può essere utile per assicurarsi che il digiuno non stia influenzando negativamente la salute in modi non evidenti attraverso il solo auto-monitoraggio.

Riflessioni Periodiche e Aggiustamenti

Infine, è importante riflettere regolarmente sui dati raccolti e valutare se il piano di digiuno intermittente attuale sta lavorando verso il raggiungimento degli obiettivi di salute. Questo esame critico permette di fare aggiustamenti, come modificare la finestra di digiuno o il tipo di alimenti consumati, per meglio adattarsi alle esigenze del corpo e migliorare i risultati.

Mentre si procede nel tracciare i progressi e si ottengono dati concreti sulle risposte del corpo, si può iniziare a comprendere meglio le funzioni metaboliche e come possono essere ottimizzate attraverso il digiuno intermittente. Questo collegamento diretto tra la misurazione dei progressi e la comprensione del metabolismo sarà esplorato più approfonditamente nel prossimo capitolo, delineando come i miglioramenti metabolici sostenuti dal digiuno possano influenzare positivamente la salute genera

CAPITOLO 4
DIGIUNO INTERMITTENTE E METABOLISMO

Capire il metabolismo e come esso viene influenzato dal digiuno intermittente è essenziale per chiunque desideri ottimizzare la propria salute attraverso questo metodo alimentare. Il metabolismo comprende tutte le reazioni chimiche che si verificano nel corpo per convertire o utilizzare l'energia. Questi processi sono vitali per tutto, dalla digestione del cibo alla respirazione e sono influenzati da molti fattori, inclusa l'alimentazione.

Cosa è il Metabolismo?

Il metabolismo può essere diviso in due categorie: catabolismo e anabolismo. Il catabolismo è il processo di rottura delle molecole per ottenere energia. Per esempio, durante la digestione, gli enzimi scompongono i carboidrati in glucosio, che il corpo può utilizzare per l'energia. L'anabolismo, d'altro canto, è il processo di costruzione e riparazione del corpo, come la sintesi di proteine dai suoi aminoacidi componenti, necessaria per riparare i tessuti e crescere.

Come il Digiuno Intermittente Influenza il Metabolismo

Il digiuno intermittente impatta il metabolismo in diversi modi significativi. Primo, alterando il programma di alimentazione, il digiuno intermittente costringe il corpo a modificare le fonti da cui attinge per l'energia. Durante i periodi di non alimentazione, una volta che le scorte di glucosio sono esaurite, il corpo inizia a bruciare i grassi accumulati per energia, un processo chiamato lipolisi. Questo cambiamento nel metabolismo energetico può aiutare a migliorare la sensibilità all'insulina e ridurre i livelli di grasso corporeo.

Metabolismo Basale e Digiuno Intermittente

Il tasso metabolico basale (BMR) è la quantità di energia espressa in calorie che una persona utilizza per mantenere le funzioni corporee vitali a riposo. Studi indicano che il digiuno intermittente può aumentare temporaneamente il BMR, migliorando così il dispendio energetico generale. Questo effetto è parzialmente attribuito all'aumento dei livelli di adrenalina, che stimola il metabolismo e incrementa la combustione delle calorie.

Adattamenti Ormonali

Il digiuno intermittente porta anche a importanti adattamenti ormonali che influenzano il metabolismo. Ad esempio, i livelli di insulina diminuiscono significativamente, il che migliora la sensibilità all'insulina e permette al corpo di utilizzare più efficacemente il glucosio nel sangue. Allo stesso tempo, aumentano i livelli di ormone della crescita, che aiuta a preservare la massa muscolare e stimola il metabolismo.

Questi cambiamenti nel metabolismo non solo contribuiscono a una gestione più efficace del peso e alla riduzione del grasso corporeo, ma possono anche migliorare la salute metabolica complessiva, riducendo il rischio di sviluppare malattie come il diabete di tipo 2, malattie cardiovascolari e altre condizioni associate a un metabolismo compromesso.

Nel prossimo segmento, esploreremo più dettagliatamente gli effetti specifici del digiuno sul metabolismo, discutendo come queste modifiche metaboliche possano beneficiare la salute e come sfruttare al meglio questi cambiamenti per migliorare la propria qualità di vita. Approfondire la comprensione di come il digiuno intermittente modifica il metabolismo può aiutare a ottimizzare l'approccio al digiuno e massimizzare i suoi benefici per la salute.

Il digiuno intermittente ha un impatto notevole sul metabolismo, modificando non solo il modo in cui il corpo utilizza l'energia, ma anche influenzando diversi processi metabolici che possono avere effetti a lungo termine sulla salute. Questi cambiamenti sono cruciali per comprendere come il digiuno intermittente possa contribuire a migliorare la salute generale e prevenire malattie metaboliche.

Miglioramento della Sensibilità all'Insulina

Uno degli effetti più significativi del digiuno intermittente è il miglioramento della sensibilità all'insulina. Quando il corpo digiuna, il livello di insulina nel sangue diminuisce, consentendo alle cellule di diventare più sensibili a essa. Questa migliore sensibilità all'insulina è fondamentale perché riduce il rischio di condizioni come la resistenza all'insulina, che è spesso un precursore del diabete di tipo 2. Durante i periodi di digiuno, poiché l'insulina è bassa, il corpo inizia anche a bruciare il grasso immagazzinato per energia piuttosto che il glucosio, il che può portare a una perdita di peso sostenuta e a una diminuzione del grasso corporeo.

Aumento del Tasso Metabolico Basale

Il digiuno può temporaneamente aumentare il tasso metabolico basale (BMR), che è la quantità di energia espressa in calorie che il corpo utilizza per mantenere le funzioni vitali a riposo. Studi hanno mostrato che il digiuno può aumentare il BMR fino al 14%, probabilmente a causa dell'aumento dei livelli di noradrenalina, che stimola il metabolismo per mantenere l'energia durante il digiuno. Questo aumento del metabolismo può aiutare a bruciare più calorie anche a riposo, facilitando così la perdita di peso.

Promozione dell'Autofagia

Un altro importante beneficio metabolico del digiuno intermittente è la promozione dell'autofagia, un processo cellulare in cui le cellule degradano e riciclano componenti cellulari danneggiati o disfunzionali. Questo processo è cruciale per mantenere la salute cellulare e può proteggere contro malattie come il cancro, le malattie neurodegenerative e le infezioni. L'autofagia è generalmente aumentata durante periodi prolungati di digiuno, quando il corpo cerca di conservare risorse ed eliminare le parti inutili o dannose.

Regolazione degli Ormoni

Il digiuno intermittente influisce anche sulla regolazione di vari ormoni oltre all'insulina. Ad esempio, i livelli di ormone della crescita possono aumentare notevolmente durante il digiuno. Questo ormone è vitale per la crescita, il metabolismo e la perdita di peso. L'aumento dell'ormone della crescita durante il digiuno non solo aiuta a preservare la massa muscolare durante la perdita di peso, ma stimola anche la riparazione e il rinnovamento cellulare.

Riduzione dello Stress Ossidativo e dell'Infiammazione

Il digiuno ha dimostrato di ridurre lo stress ossidativo e i livelli di infiammazione nel corpo. Questi due fattori sono legati a diverse malattie croniche, incluse le malattie cardiache e il cancro. Riducendo lo stress ossidativo e l'infiammazione, il digiuno intermittente può migliorare la salute generale e prolungare la longevità.

I benefici metabolici del digiuno intermittente sono numerosi e significativi, influenzando non solo il peso e la composizione corporea, ma anche la longevità e la prevenzione delle malattie. Nel prossimo segmento, esploreremo come massimizzare questi benefici metabolici attraverso strategie specifiche che possono essere integrate nel regime di digiuno intermittente, ottimizzando così gli effetti positivi su salute e benessere.

Massimizzare i benefici metabolici del digiuno intermittente richiede un approccio attento e strategico che combini nutrizione, tempistica e comportamenti sostenibili. Il digiuno intermittente, se praticato correttamente, può ottimizzare il metabolismo, promuovere la perdita di grasso, migliorare la salute a lungo termine e aumentare la longevità. Ecco alcune strategie chiave per trarre il massimo vantaggio dai cambiamenti metabolici indotti dal digiuno.

1. Sincronizzare il Digiuno con il Ritmo Circadiano

Una delle strategie più efficaci per massimizzare i benefici metabolici è sincronizzare i periodi di digiuno con il ritmo circadiano naturale del corpo. Questo significa consumare pasti durante le ore di luce naturale e digiunare durante le ore notturne. Ad esempio, terminare l'ultimo pasto entro il tramonto e posticipare la prima colazione a metà mattinata può aiutare a migliorare la sensibilità all'insulina, ridurre l'infiammazione e ottimizzare la riparazione cellulare che si verifica durante il sonno.

2. Mantenere la Qualità Nutrizionale Durante le Finestre di Alimentazione

Per sostenere un metabolismo ottimale, è cruciale consumare alimenti ricchi di nutrienti durante le finestre di alimentazione. Concentrarsi su alimenti integrali come verdure, frutta, proteine magre e grassi sani fornisce al corpo i mattoni necessari per funzionare al meglio. Evitare cibi ultra-lavorati e zuccheri semplici aiuta a prevenire picchi di insulina e rallentamenti del metabolismo, mantenendo il corpo in uno stato di bruciatura dei grassi più efficiente.

3. Integrare l'Esercizio Fisico Moderato

Combinare l'attività fisica con il digiuno intermittente può accelerare ulteriormente i benefici metabolici. L'esercizio, specialmente quello aerobico moderato come camminare, correre o nuotare, può aumentare l'utilizzo dei grassi come fonte energetica. L'esercizio durante le ultime ore del periodo di digiuno può particolarmente aumentare la lipolisi e la chetogenesi, massimizzando la perdita di grasso e migliorando l'adattamento metabolico.

4. Assicurare Adeguato Riposo e Recupero

Il riposo adeguato è fondamentale per un metabolismo sano. La mancanza di sonno può interrompere i livelli ormonali che regolano l'appetito e il metabolismo, come la leptina e la grelina, portando a un aumento dell'appetito e a una diminuzione della sazietà. Assicurarsi un sonno di qualità durante il digiuno aiuta a mantenere i processi metabolici regolari e supporta la perdita di peso e il benessere complessivo.

5. Monitorare e Ajustare in Base ai Risultati

Osservare attentamente come il corpo reagisce al digiuno intermittente e all'esercizio può fornire indicazioni preziose su ciò che funziona meglio per il proprio organismo. Utilizzare diari alimentari, app di tracciamento o consulenze con professionisti della salute può aiutare a identificare i modelli e a fare i necessari aggiustamenti per ottimizzare i risultati.

Applicando queste strategie, gli individui possono non solo migliorare i loro benefici metabolici ma anche sostenere questi cambiamenti nel tempo. Tuttavia, mentre si mira a massimizzare questi vantaggi, è anche importante essere consapevoli degli errori comuni che possono compromettere il metabolismo e limitare l'efficacia del digiuno intermittente, un argomento che esploreremo nel prossimo segmento del libro.

Evitare errori comuni che possono rallentare il metabolismo è cruciale per chi pratica il digiuno intermittente e cerca di ottenere il massimo beneficio da questa modalità alimentare. Anche piccoli errori possono compromettere l'efficacia del digiuno e influenzare negativamente i risultati di salute a lungo termine. Di seguito sono discussi alcuni degli errori più comuni e come evitarli.

1. Consumare troppi zuccheri semplici e carboidrati raffinati

Durante le finestre di alimentazione, può essere allettante indulgere in cibi ricchi di zuccheri semplici e carboidrati raffinati, specialmente se si avverte una forte fame. Tuttavia, questi alimenti possono causare picchi di zucchero nel sangue seguiti da rapidi cali, che non solo possono aumentare la fame dopo poco tempo ma anche rallentare il metabolismo. Preferire carboidrati complessi come cereali integrali, verdure e legumi che forniscono energia più stabile e supportano la salute metabolica.

2. Non consumare abbastanza proteine

Le proteine sono fondamentali per il mantenimento della massa muscolare, particolarmente importante durante il digiuno intermittente, per mantenere un metabolismo attivo. Un errore comune è non includere abbastanza proteine nelle finestre di alimentazione, il che può portare alla perdita di massa muscolare e a un rallentamento del metabolismo. Assicurarsi di incorporare fonti proteiche ad ogni pasto può aiutare a preservare la massa muscolare e a mantenere il metabolismo efficiente.

3. Saltare il rifornimento idrico

L'acqua è essenziale per molte funzioni metaboliche e aiuta a promuovere la sazietà e a ridurre l'appetito. Non bere abbastanza acqua è un errore comune che può impedire al metabolismo di funzionare al meglio. L'idratazione adeguata è particolarmente importante durante il digiuno, poiché può aiutare a gestire la fame e sostenere l'attività metabolica.

4. Insufficiente attività fisica

Mentre il digiuno può migliorare il metabolismo, l'efficacia è significativamente aumentata quando è abbinato all'esercizio fisico regolare. La sedentarietà può contraddire alcuni dei benefici metabolici del digiuno intermittente, come l'aumento della lipolisi e la migliore gestione del glucosio. Integrare regolare attività fisica può non solo aiutare a bruciare più calorie ma anche a migliorare la composizione corporea e la salute metabolica generale.

5. Digiuno troppo lungo o troppo frequente

Mentre il digiuno intermittente può essere benefico, è possibile avere troppo di una cosa buona. Digiuni troppo lunghi o troppo frequenti possono stressare il corpo e portare a un rallentamento metabolico, specialmente se il corpo non riceve abbastanza nutrienti durante le finestre di alimentazione. È importante trovare un equilibrio che sostenga la salute e non sovraccarichi il corpo.

Evitando questi errori comuni, è possibile mantenere il metabolismo attivo e ottimizzare i benefici del digiuno intermittente. Il prossimo segmento del libro fornirà indicazioni pratiche su come mantenere attivo il metabolismo, sfruttando strategie efficaci e sostenibili per sostenere la salute metabolica nel contesto del digiuno intermittente. Queste strategie aiuteranno a costruire una routine di digiuno che supporta non solo la perdita di peso ma anche una salute ottimale a lungo termine.

Mantenere il metabolismo attivo è un obiettivo chiave nel contesto del digiuno intermittente, essenziale non solo per la perdita di peso ma anche per la salute generale e la vitalità. Un metabolismo attivo aiuta a bruciare calorie in modo più efficace, supporta la rigenerazione cellulare e migliora la regolazione ormonale. Di seguito, vengono esplorate diverse strategie pratiche per sostenere e stimolare il metabolismo durante il digiuno intermittente.

1. Frequenza e Regolarità dei Pasti

Una delle strategie più efficaci per mantenere il metabolismo attivo è la regolarità dei pasti durante le finestre di alimentazione. Consumare pasti a intervalli regolari aiuta a stabilizzare i livelli di zucchero nel sangue e mantiene il metabolismo in uno stato costante di attività. Questo evita i picchi e i cali che possono influenzare negativamente il metabolismo e la sensazione di energia. È importante che questi pasti siano bilanciati e contengano una buona miscela di proteine, grassi e carboidrati.

2. Integrazione dell'Attività Fisica

L'attività fisica è fondamentale per un metabolismo attivo. L'esercizio fisico non solo brucia calorie, ma aumenta anche la massa muscolare, che a sua volta accelera il metabolismo basale. Integrare attività come l'allenamento di resistenza può essere particolarmente benefico, in quanto costruisce muscoli che bruciano più calorie anche a riposo. È benefico anche incorporare esercizio aerobico moderato, come camminare o andare in bicicletta, che aiuta a migliorare la salute cardiovascolare e aumenta il dispendio energetico totale.

3. Consumo Adeguato di Proteine

Le proteine sono cruciali per un metabolismo sano; aiutano a costruire e mantenere la massa muscolare magra, che è vitale per un metabolismo attivo. Assicurarsi di includere fonti di proteine di alta qualità in ogni pasto può aiutare a stimolare la termogenesi alimentare (il processo di produzione di calore del corpo che brucia calorie) e a sostenere la sazietà, riducendo la probabilità di eccesso calorico.

4. Idratazione

Bere abbondante acqua è essenziale per un metabolismo efficace. L'acqua aiuta a ottimizzare il processo metabolico, facilita la digestione e aiuta a trasportare i nutrienti nelle cellule. L'acqua è anche cruciale per il processo di termogenesi, poiché il corpo richiede una temperatura adeguata per funzionare al meglio.

5. Sufficiente Riposo e Recupero

Il riposo adeguato è altrettanto importante per un metabolismo sano quanto l'attività fisica. La mancanza di sonno può alterare gli ormoni che regolano la fame e il metabolismo, come la grelina e la leptina. Assicurarsi di ottenere 7-8 ore di sonno per notte può aiutare a regolare questi ormoni e promuovere un metabolismo sano.

Implementare queste strategie può contribuire significativamente a mantenere il metabolismo attivo, ottimizzando i benefici del digiuno intermittente. Nel prossimo segmento, approfondiremo ulteriormente l'importanza delle proteine e come integrarle efficacemente nella dieta per preservare la massa muscolare, un componente chiave nel supportare un metabolismo attivo e migliorare l'efficacia del digiuno intermittente.

I pensieri automatici negativi sono giudizi rapidi e spesso distorti che facciamo su noi stessi, gli altri e il mondo intorno a noi. Possono manifestarsi come previsioni pessimistiche, critiche interne o interpretazioni catastrofiche di eventi benigni. Diventare consapevoli di questi pensieri è il primo passo: ciò richiede pratica e attenzione, poiché spesso emergono e scompaiono rapidamente dalla nostra coscienza.

Le distorsioni cognitive sono modelli di pensiero irrazionali che distorcono la realtà, contribuendo a sentimenti di inadeguatezza e insoddisfazione. Alcuni esempi includono la generalizzazione eccessiva, il filtraggio negativo, la lettura della mente e il catastrofismo. Imparare a riconoscere queste distorsioni nei propri pensieri può aiutare a mettere in discussione la loro validità e a considerare interpretazioni alternative più equilibrate.

Tenere un diario dei pensieri può essere un metodo efficace per identificare pattern di pensiero negativo. Quando ti accorgi di sentirti giù, ansioso o arrabbiato, prenditi un momento per annotare cosa stavi pensando in quel momento. Con il tempo, potresti iniziare a notare temi ricorrenti o trigger specifici per i tuoi pensieri negativi.

Una volta identificati i pensieri negativi, chiediti quanto siano veritieri o utili. Considera se esistono prove che contraddicono questi pensieri e se ci sono modi alternativi di interpretare la situazione. Questo processo di sfida può aiutarti a ridimensionare i pensieri negativi e a sviluppare una prospettiva più equilibrata.

A volte, può essere difficile identificare e valutare i propri pensieri negativi in modo obiettivo. In questi casi, parlare con amici fidati, familiari o un terapeuta può offrire nuove prospettive e aiutarti a riconoscere i pattern di pensiero negativo che potresti non aver notato.

Tecniche per interrompere il ciclo dei pensieri negativi

Interrompere il ciclo dei pensieri negativi è una competenza fondamentale per migliorare il benessere emotivo e promuovere una visione più positiva della vita. I pensieri negativi, se lasciati incontrollati, possono creare un circolo vizioso che alimenta ulteriormente la stanchezza e negatività. Fortunatamente, esistono tecniche efficaci che possiamo utilizzare per spezzare questo ciclo e riorientare la nostra attenzione verso un modo di pensare più costruttivo e ottimistico. Esaminiamo alcune di queste strategie:

1. Riconoscimento e Accettazione: il primo passo per interrompere il ciclo dei pensieri negativi è riconoscerli non appena emergono. Questo richiede una costante auto-osservazione e consapevolezza. Invece di cercare di sopprimere questi pensieri o criticarti per averli, accettali come una parte naturale della tua esperienza umana. L'accettazione è spesso il primo passo verso il cambiamento.

2. Distrazione Consapevole: quando noti un flusso di

pensieri negativi, prova a distrarti con un'attività che richieda la tua piena attenzione. Questo potrebbe essere qualcosa di semplice come risolvere un puzzle, disegnare, fare giardinaggio, o praticare uno sport. L'obiettivo è di interrompere temporaneamente il ciclo dei pensieri negativi, offrendoti una pausa per resettare la tua mente.

3. Sfida i Pensieri: una volta riconosciuti i pensieri negativi, mettili in discussione. Chiediti se sono realmente veri, se stai esagerando la situazione, o se ci sono prove che contraddicono il tuo pensiero. Questa tecnica, nota come sfida cognitiva, può aiutarti a vedere la situazione da una prospettiva più equilibrata e realistica.

4. *Sostituzione dei Pensieri:* dopo aver sfidato i pensieri negativi, prova a sostituirli con affermazioni positive o neutrali. Ad esempio, se ti trovi a pensare "Non riuscirò mai a fare questo", sostituisci il pensiero con "Questa è una sfida, ma posso lavorare per superarla". Questo processo di sostituzione aiuta a costruire un atteggiamento più positivo e resiliente.

5. *Pratica della Mindfulness:* la mindfulness può essere particolarmente utile per interrompere il ciclo dei pensieri negativi. Attraverso la pratica della consapevolezza, impari a

osservare i tuoi pensieri senza giudizio e senza lasciarti coinvolgere emotivamente. Questo ti permette di distaccarti dai pensieri negativi e di vedere con maggiore chiarezza.

6. *Esercizi di Respirazione e Rilassamento:* tecniche di respirazione profonda e rilassamento possono aiutare a calmare la mente e a ridurre la tensione fisica associata ai pensieri negativi. Pratiche come la respirazione diaframmatica o la scansione corporea progressiva possono essere strumenti efficaci per ristabilire un senso di calma interiore.

7. *Creazione di una "Zona Sicura" Mentale:* immagina un luogo che ti fa sentire sicuro, calmo e felice. Questo può essere un posto reale o immaginario. Quando i pensieri negativi diventano opprimenti, concediti mentalmente di rifugiarti in questa "zona sicura". Questa tecnica di visualizzazione può offrire un sollievo temporaneo dai pensieri negativi e contribuire a ristabilire un senso di pace.

Adottando e praticando regolarmente queste tecniche, puoi iniziare a ridurre l'impatto dei pensieri negativi sulla tua vita e aprire la strada a un'esistenza più felice e soddisfacente.

Esercizi di ristrutturazione cognitiva

La ristrutturazione cognitiva è una tecnica potente della

terapia cognitivo-comportamentale che mira a identificare e modificare pensieri distorti, credenze irrazionali e atteggiamenti negativi. Questo processo non solo aiuta a combattere contro la negatività ma promuove anche una visione più positiva e realistica della vita. Attraverso l'esercizio di ristrutturazione cognitiva, possiamo imparare a sfidare i nostri schemi di pensiero negativo e sostituirli con altri più adattivi e costruttivi.

Il primo passo nella ristrutturazione cognitiva è diventare consapevoli dei propri pensieri automatici negativi. Questi pensieri spesso appaiono rapidamente e senza sforzo in risposta a specifici stimoli o situazioni. Utilizza un diario per annotare queste occasioni, descrivendo la situazione, i pensieri che sono emersi e le emozioni associate.

Una volta identificato un pensiero automatico negativo, mettilo alla prova esaminando le evidenze a favore e contro di esso. Chiediti: "Quali prove ho che sostengono questo pensiero? Esistono prove che lo contraddicono?" Questo processo ti aiuta a valutare la validità dei tuoi pensieri e a considerare interpretazioni alternative della situazione.

Dopo aver analizzato le evidenze, cerca di generare interpretazioni alternative della situazione. Questo può includere chiedersi se ci sono altri modi di vedere le cose o se un amico potrebbe avere una prospettiva diversa. L'obiettivo è ampliare il tuo modo di pensare per includere possibilità più positive o neutre.

Identifica le distorsioni cognitive presenti nei tuoi pensieri, come il pensiero tutto o niente, la catastrofizzazione o la lettura della mente. Chiediti se stai cadendo in queste trappole di pensiero e cerca consapevolmente di sfidarle e riformularle in modi che riflettano più accuratamente la realtà.

Sostituisci i pensieri negativi sfidati con affermazioni positive e credibili. Queste affermazioni dovrebbero essere basate su fatti reali e riflettere una visione più equilibrata e ottimista di te stesso, degli altri e del mondo. Pratica queste affermazioni regolarmente per rafforzare il tuo nuovo modo di pensare.

Riconoscere e celebrare i progressi fatti nel cambiare i tuoi schemi di pensiero è fondamentale per mantenere la motivazione e consolidare le nuove abitudini mentali. Annota i successi nel tuo diario e rifletti su come il cambiamento nel pensiero ha influenzato il tuo benessere emotivo.

Pratica la visualizzazione positiva immaginando te stesso

mentre gestisci con successo situazioni che in passato avrebbero scatenato pensieri negativi. Questo esercizio può aiutare a rinforzare ulteriormente la fiducia nelle tue capacità di affrontare le sfide in modo positivo.

La ristrutturazione cognitiva richiede pratica e pazienza, ma con il tempo può diventare una parte naturale del tuo processo di pensiero, portando a una riduzione significativa della negatività e a un aumento del benessere generale.

Pratiche di mindfulness per una mente positiva

Le pratiche di mindfulness, o di piena consapevolezza, costituiscono un approccio potente per coltivare una mente positiva e migliorare il benessere emotivo. La mindfulness ci insegna a vivere nel momento presente con accettazione e senza giudizio, permettendoci di osservare i nostri pensieri e sentimenti senza lasciarci sopraffare da essi. Attraverso la pratica regolare, possiamo sviluppare una maggiore consapevolezza di noi stessi e delle nostre reazioni, riducendo lo stress e promuovendo una visione più positiva della vita. Esaminiamo alcune pratiche di mindfulness che possono aiutare a rafforzare una mentalità positiva:

Meditazione Quotidiana: dedicare del tempo ogni giorno alla meditazione può avere effetti profondi sul benessere emotivo. Anche solo pochi minuti di meditazione possono aiutare a calmare la mente, ridurre lo stress e migliorare la concentrazione. Siediti in un luogo tranquillo, concentra l'attenzione sul respiro e osserva i pensieri che passano nella tua mente senza giudicarli o attaccarti a essi.

Esercizi di Respirazione: la respirazione consapevole è una componente fondamentale della mindfulness. Praticare esercizi di respirazione, come la respirazione profonda o la respirazione diaframmatica, può aiutare a centrare l'attenzione sul momento presente e a rilassare il corpo e la mente. Questi esercizi possono essere particolarmente utili nei momenti di stanchezza.

Mindful Eating: l'alimentazione consapevole incoraggia a concentrarsi pienamente sull'esperienza del mangiare, prestando attenzione ai sapori, agli odori e alle texture del cibo. Questa pratica può migliorare la digestione, ridurre il sovralimentazione e aumentare il piacere derivante dal cibo, promuovendo un rapporto più sano con l'alimentazione.

Passeggiate Consapevoli: camminare con mindfulness significa prestare attenzione consapevole all'esperienza di camminare, osservando le sensazioni nel corpo, i suoni intorno a te e il movimento del respiro. Questa pratica può trasformare una semplice passeggiata in un'esperienza meditativa, offrendo l'opportunità di connettersi con il momento presente e con l'ambiente circostante.

Body Scan: la scansione corporea è un esercizio che coinvolge il passaggio dell'attenzione consapevole attraverso diverse parti del corpo, notando qualsiasi sensazione, tensione o rilassamento. Questo esercizio può aiutare a sviluppare una maggiore consapevolezza del corpo e a rilasciare lo stress fisico accumulato.

Pratica della Gentilezza Amorevole: la meditazione sulla gentilezza amorevole (metta) incoraggia a inviare pensieri di amore e benevolenza verso se stessi e gli altri. Questa pratica può aiutare a coltivare sentimenti di compassione, ridurre il giudizio interiore e migliorare le relazioni interpersonali.

Giornalismo Mindful: tenere un diario in cui si riflette consapevolmente sulle proprie esperienze quotidiane può aumentare la consapevolezza di sé e promuovere una prospettiva più positiva. Scrivere dei momenti di gratitudine, successi, sfide e pensieri può offrire preziose intuizioni sul proprio percorso di crescita personale.

Incorporando queste pratiche di mindfulness nella routine quotidiana, possiamo imparare a distaccarci dai pensieri e dalle emozioni negative, sviluppando una maggiore capacità di vivere con serenità e gioia.

Sviluppare un atteggiamento di gratitudine

Sviluppare un atteggiamento di gratitudine è un potente strumento per migliorare il benessere psicologico e promuovere una visione positiva della vita. La gratitudine ci aiuta a riconoscere e apprezzare il valore delle esperienze e delle relazioni che arricchiscono la nostra esistenza, contribuendo a una maggiore felicità e soddisfazione personale. Inoltre, la pratica della gratitudine può migliorare la salute fisica, rafforzare le relazioni sociali e aumentare la resilienza di fronte alle sfide della vita.

Esaminiamo come possiamo coltivare attivamente un atteggiamento di gratitudine e integrarlo nella nostra vita quotidiana. Abbiamo visto in diverse parti del libro come, sia tenere un *Diario di Gratitudine,* che la pratica della *Mindfulness* possono aiutare molto. Ma vediamo adesso altri comportamenti che ci possono aiutare:

1. *Riflessione Mattutina o Serale:* inizia o termina la tua giornata con un momento di riflessione sulla gratitudine. Questo può includere la meditazione su ciò per cui sei grato o semplicemente dedicare alcuni momenti a pensare consapevolmente alle benedizioni nella tua vita. Questa pratica può impostare un tono positivo per il giorno o offrire una chiusura serena prima di andare a letto.

2. *Espressione della Gratitudine agli Altri*: condividere la tua gratitudine con gli altri non solo rafforza le relazioni ma amplifica anche i sentimenti di apprezzamento. Questo può essere fatto attraverso parole di ringraziamento, note scritte, o gesti di gentilezza. Riconoscere esplicitamente l'impatto positivo che gli altri hanno sulla tua vita può creare connessioni più profonde e significative.

3. *Sfida di Gratitudine*: impegnati in una sfida di gratitudine, stabilendo l'obiettivo di identificare qualcosa di nuovo per cui essere grato ogni giorno per un periodo di tempo, come un mese. Questo esercizio può aiutarti a sviluppare l'abitudine di cercare e riconoscere gli aspetti positivi della vita, anche nei momenti difficili.

6. *Meditazione sulla Gentilezza Amorevole*: la meditazione

sulla gentilezza amorevole (metta) incoraggia a inviare pensieri di amore e benevolenza verso se stessi e gli altri. Integrare la gratitudine in questa pratica può approfondire i sentimenti di apprezzamento e connessione con l'umanità.

7. Per ultimo ricordiamo, come già visto in precedenza, che la gratitudine non significa ignorare le difficoltà o i problemi. Al contrario, *riconoscere le sfide e riflettere* su come hanno contribuito alla tua crescita personale può essere un potente esercizio di gratitudine, aiutandoti a vedere il valore in tutte le esperienze della vita.

Infine, coltivare un atteggiamento di gratitudine può trasformare la nostra esperienza quotidiana, portando maggiore gioia, serenità e un senso di abbondanza nella nostra vita.

CAPITOLO 5

PRESERVARE LA MASSA MUSCOLARE

Le proteine sono fondamentali per numerosi processi biologici, in particolare per la costruzione e il mantenimento della massa muscolare, essenziali non solo per gli atleti, ma per chiunque desideri mantenere un fisico sano e funzionale, specialmente durante la pratica del digiuno intermittente. La corretta integrazione delle proteine nella dieta è cruciale per preservare la massa muscolare magra, accelerare il recupero dopo l'esercizio, e supportare un metabolismo efficiente.

Perché le Proteine sono Così Importanti?

Le proteine sono composte da aminoacidi, i blocchi costruttori del corpo per la crescita e la riparazione dei tessuti, inclusi i muscoli. Durante il digiuno, specialmente in periodi prolungati senza cibo, il corpo può iniziare a degradare il tessuto muscolare per ottenere energia se non sono disponibili sufficienti altre fonti energetiche, come i grassi o i carboidrati immagazzinati. Consumare una quantità adeguata di proteine durante le finestre di alimentazione aiuta a prevenire questo catabolismo muscolare, garantendo che i muscoli restino forti e il metabolismo attivo.

Quanta Proteina è Necessaria?

La quantità di proteine necessaria varia a seconda dell'età, del sesso, del livello di attività fisica, e degli obiettivi di salute individuali. Generalmente, si consiglia di consumare tra 1,2 e 2,0 grammi di proteine per chilogrammo di peso corporeo al giorno per chi è attivo fisicamente. Questo assicura che ci sia abbastanza substrato per la riparazione e la crescita muscolare, particolarmente importante quando si digiuna regolarmente.

Fonti di Proteine di Alta Qualità

Le fonti di proteine possono essere sia animali che vegetali:

Proteine animali: Carne, pollame, pesce, uova e prodotti lattiero-caseari sono eccellenti fonti di proteine complete, che forniscono tutti gli aminoacidi essenziali necessari al corpo.

Proteine vegetali: Legumi, cereali integrali, noci e semi sono importanti per chi segue una dieta vegetale o vegana. Queste fonti possono essere combinate per fornire un profilo completo di aminoacidi essenziali.

Integrare le Proteine nei Pasti

Incorporare le proteine in ogni pasto aiuta a mantenere stabili i livelli di energia e a promuovere la sazietà, il che può essere particolarmente utile durante le finestre di alimentazione nel digiuno intermittente. Ecco alcuni modi per integrare le proteine:

Colazione: Includere uova, yogurt greco o proteine in polvere nei frullati.

Pranzo e Cena: Aggiungere una porzione di carne magra, pesce o legumi come parte centrale del pasto.

Spuntini: Optare per noci, semi, formaggio o un shake di proteine per spuntini nutrienti e ricchi di proteine.

Considerazioni Nutrizionali

È importante bilanciare l'assunzione di proteine con altri nutrienti essenziali, come grassi salutari e carboidrati complessi, per assicurare che la dieta rimanga equilibrata e supporti tutte le funzioni corporee durante il digiuno. Inoltre, l'idratazione adeguata è cruciale, poiché il metabolismo delle proteine richiede una quantità sufficiente di acqua.

Ora che abbiamo discusso l'importanza delle proteine e come integrarle efficacemente nella dieta durante il digiuno intermittente, il prossimo passo è esplorare gli esercizi raccomandati per la conservazione muscolare. Questi esercizi complementeranno l'assunzione di proteine per aiutare a preservare la massa muscolare e garantire che il metabolismo rimanga ottimale.

La conservazione della massa muscolare è fondamentale non solo per mantenere una figura esteticamente gradevole e funzionale ma anche per sostenere un metabolismo sano, specialmente durante il digiuno intermittente. Integrare esercizi specifici nel proprio regime può aiutare a preservare e persino a costruire muscoli, nonostante le restrizioni caloriche che possono accompagnare il digiuno. Ecco alcuni esercizi raccomandati e come possono essere incorporati efficacemente per ottimizzare la conservazione della massa muscolare.

1. Sollevamento Pesi

L'allenamento di resistenza è uno degli approcci più efficaci per preservare e aumentare la massa muscolare. Sollevare pesi o utilizzare macchinari che offrono resistenza può stimolare la crescita muscolare attraverso il processo noto come ipertrofia muscolare. Questo processo comporta piccole lesioni ai muscoli che, quando riparate, portano a muscoli più forti e più grandi. È consigliabile includere routine di sollevamento pesi 2-3 volte a settimana, concentrando gli allenamenti su grandi gruppi muscolari come gambe, schiena e petto per massimizzare i benefici.

2. Esercizi a Corpo Libero

Non tutti dispongono dell'accesso a pesi o palestre. In questo caso, gli esercizi a corpo libero, come push-up, sit-up, squat, e burpees, sono ottimi per costruire la forza muscolare e migliorare la resistenza. Questi esercizi utilizzano il peso del corpo come resistenza e possono essere eseguiti quasi ovunque, rendendoli particolarmente adatti per chi ha uno stile di vita occupato o per chi digiuna e preferisce allenarsi a casa.

3. Allenamento ad Alta Intensità a Intervalli (HIIT)

Il HIIT combina brevi burst di attività intensa con periodi di riposo o attività a bassa intensità. Questo tipo di allenamento non solo è efficace per bruciare grassi ma può anche stimolare la crescita muscolare, soprattutto se include esercizi che mirano a diversi gruppi muscolari. Inoltre, il HIIT può essere particolarmente vantaggioso durante il digiuno intermittente, poiché può essere completato rapidamente e offre benefici metabolici estesi oltre la durata dell'esercizio.

4. Yoga e Pilates

Sebbene meno focalizzati sulla crescita muscolare rispetto al sollevamento pesi, yoga e Pilates possono migliorare la flessibilità, la forza del core e la stabilità generale. Questi benefici possono contribuire a migliorare le prestazioni in altri esercizi e aiutare a prevenire infortuni durante allenamenti più intensi.

5. Stretching e Recupero Attivo

Mantenere i muscoli flessibili e liberi da tensioni è cruciale per la salute muscolare generale e la prevenzione degli infortuni. Integrare lo stretching o il recupero attivo, come il camminare o il nuoto a bassa intensità, nei giorni di riposo può aiutare a mantenere l'elasticità muscolare e promuovere il flusso sanguigno, che è vitale per il recupero muscolare e la crescita.

Incorporare questi esercizi nel proprio regime può non solo aiutare a preservare la massa muscolare durante il digiuno intermittente ma anche migliorare la forza generale, la resistenza e la salute. Nel prossimo segmento, esploreremo più in dettaglio come il digiuno interagisce con il recupero muscolare e quale è la relazione critica tra queste due componenti, essenziale per ottimizzare sia le performance che i risultati del fitness.

Il digiuno intermittente influisce significativamente sul processo di recupero muscolare, un aspetto fondamentale per chiunque pratichi attività fisica regolare, specialmente per chi cerca di mantenere o incrementare la massa muscolare. Comprendere la relazione tra digiuno e recupero muscolare è cruciale per ottimizzare sia i benefici del digiuno sia le performance fisiche.

Impatto del Digiuno sul Recupero Muscolare

Durante il digiuno, il corpo sperimenta una serie di cambiamenti metabolici che possono influenzare direttamente il recupero muscolare. Uno degli aspetti più rilevanti è la riduzione dell'insulina, un ormone anabolico che gioca un ruolo chiave nel processo di riparazione e crescita muscolare. Con livelli più bassi di insulina, il processo di sintesi proteica può rallentare, il che potrebbe teoricamente limitare la riparazione muscolare dopo l'esercizio.

Tuttavia, il digiuno stimola anche un aumento nella produzione di ormone della crescita e altre sostanze come le catecolamine (ad esempio, l'adrenalina), che possono favorire la lipolisi e l'uso dei grassi come fonte energetica. L'ormone della crescita ha anche effetti benefici sulla riparazione e crescita muscolare, potenzialmente compensando alcuni degli effetti del basso livello di insulina.

Ottimizzazione del Timing di Nutrizione e Digiuno

Per massimizzare il recupero muscolare durante il digiuno intermittente, è fondamentale prestare attenzione al timing della nutrizione. Consumare un pasto ricco di proteine e carboidrati immediatamente dopo l'allenamento può essere cruciale per stimolare la sintesi proteica e rimpiazzare le riserve di glicogeno muscolare, specialmente se questo pasto coincide con la fine del periodo di digiuno. Questo approccio assicura che i muscoli ricevano i nutrienti essenziali per la riparazione nel momento più opportuno.

Idratazione e Recupero Muscolare

L'idratazione gioca un ruolo essenziale nel recupero muscolare. Durante il digiuno, è particolarmente importante mantenere una buona idratazione, poiché la disidratazione può compromettere la funzione muscolare e ritardare il processo di guarigione. Bere acqua sufficiente prima, durante e dopo l'esercizio aiuta a mantenere l'elasticità dei tessuti muscolari e facilita il trasporto di nutrienti essenziali alle cellule muscolari.

Gestione dello Stress e Riposo

Il digiuno può alterare la risposta allo stress del corpo e influenzare la qualità del sonno, entrambi fattori cruciali per un efficace recupero muscolare. Assicurarsi di ottenere riposo sufficiente e gestire efficacemente lo stress attraverso tecniche come la meditazione o il yoga può migliorare sia la qualità del sonno sia la capacità del corpo di recuperare e riparare i tessuti muscolari.

Riflessioni Finali

Incorporare questi principi nel proprio regime di digiuno intermittente può aiutare a massimizzare il recupero muscolare e sostenere una performance fisica ottimale. Nel prossimo segmento, approfondiremo ulteriori strategie per sostenere la salute muscolare, inclusa l'importanza di integrare adeguatamente supplementi dietetici, quali proteine in polvere o aminoacidi, che possono essere particolarmente utili in un contesto di digiuno per sostenere la crescita e il recupero muscolare.

Nel contesto del digiuno intermittente, integrare adeguatamente la dieta con supplementi può essere fondamentale per mantenere una buona salute muscolare, ottimizzare il recupero, e garantire che il corpo riceva tutti i nutrienti essenziali di cui ha bisogno. Ecco alcuni supplementi che possono essere particolarmente utili per chi pratica il digiuno intermittente.

1. Proteine in Polvere

Le proteine sono cruciali per la riparazione e la crescita muscolare, e durante il digiuno, può essere una sfida assicurare un apporto sufficiente attraverso la sola dieta. Integrare con proteine in polvere, come il siero di latte (whey protein), la caseina o alternative vegetali come proteine del riso o del pisello, può aiutare a mantenere l'apporto proteico ottimale. Assumere un frullato proteico subito dopo l'allenamento o durante la finestra di alimentazione può facilitare il recupero muscolare e promuovere la sintesi proteica.

2. BCAA (Aminoacidi a Catena Ramificata)

I BCAA, che includono leucina, isoleucina e valina, sono particolarmente importanti per la prevenzione del catabolismo muscolare e l'incremento della sintesi proteica. Durante il digiuno, i livelli di questi aminoacidi possono diminuire, rendendo i BCAA un supplemento prezioso. Possono essere assunti prima o durante l'allenamento per ridurre la fatica e supportare la conservazione della massa muscolare.

3. Creatina

La creatina è ben nota per il suo ruolo nel migliorare la forza, l'endurance e la massa muscolare. È particolarmente efficace durante il digiuno intermittente perché può aiutare a mantenere i livelli di energia nelle cellule muscolari, promuovere migliori prestazioni durante l'allenamento e facilitare il recupero. La creatina può essere assunta quotidianamente, indipendentemente dalle finestre di alimentazione, dato che si accumula nei muscoli nel tempo.

4. Omega-3 Fatty Acids

Gli acidi grassi Omega-3, trovati in integratori come l'olio di pesce, sono essenziali per la funzione cellulare e la riduzione dell'infiammazione nel corpo. Questi benefici sono cruciali per il recupero muscolare e la salute generale, specialmente in un regime di digiuno, dove la riduzione dell'infiammazione può migliorare ulteriormente i benefici del digiuno stesso.

5. Vitamine e Minerali

Alcuni micronutrienti, in particolare il magnesio, il ferro, la vitamina D e le vitamine del gruppo B, sono vitali per il metabolismo energetico e il funzionamento muscolare. Durante il digiuno, assicurarsi di coprire queste esigenze nutrizionali con integratori può prevenire carenze che potrebbero influire negativamente sulle prestazioni fisiche e sulla salute generale.

6. Electrolytes

Durante il digiuno, soprattutto nei giorni di allenamento intenso, è importante mantenere un buon equilibrio di elettroliti, come sodio, potassio e magnesio, per evitare crampi muscolari e problemi di performance. Gli integratori di elettroliti possono essere particolarmente utili nei giorni di digiuno prolungato o quando si suda molto durante l'esercizio.

Incorporare questi supplementi può essere un modo efficace per supportare la dieta e l'allenamento durante il digiuno intermittente, ma è essenziale monitorare come il corpo risponde a questi integratori e regolare il dosaggio e la tempistica se necessario. Nel prossimo segmento, discuteremo come monitorare e aggiustare il regime di allenamento in base ai feedback del corpo e ai risultati ottenuti, assicurando così un approccio ottimale alla conservazione muscolare e alla performance fisica.

Per massimizzare i benefici del digiuno intermittente e mantenere una salute muscolare ottimale, è essenziale non solo seguire un regime di allenamento efficace ma anche monitorare regolarmente i progressi e fare gli opportuni aggiustamenti. Questo processo di monitoraggio e aggiustamento garantisce che il regime di allenamento rimanga efficace e sostenibile a lungo termine, adattandosi alle mutevoli esigenze e obiettivi del corpo.

1. Registrazione e Analisi dei Progressi

Uno dei modi più efficaci per monitorare l'efficacia di un regime di allenamento è mantenere un diario di allenamento. Questo dovrebbe includere dettagli su ogni sessione di allenamento, come tipo di esercizio, durata, intensità e come ti sei sentito durante e dopo l'esercizio. Questo diario può aiutare a identificare quali tipi di allenamenti producono i migliori risultati e quali potrebbero necessitare di aggiustamenti. Inoltre, registrare le misurazioni del corpo, come il peso, le misure di grasso corporeo e la massa muscolare, può fornire dati concreti sull'impatto fisico del regime di allenamento.

2. Ascoltare i Segnali del Corpo

Essere attenti ai segnali del proprio corpo è cruciale quando si digiuna e si segue un regime di allenamento. Segni come eccessiva stanchezza, difficoltà nel recupero post-allenamento, insonnia o irritabilità possono essere indicatori di sovrallenamento o di un'integrazione nutrizionale insufficiente. Se questi sintomi si manifestano, potrebbe essere necessario ridurre l'intensità o la frequenza degli allenamenti, o reconsiderare la pianificazione dei pasti nelle finestre di alimentazione per assicurare un adeguato apporto nutritivo.

3. Ajustamenti Basati sui Risultati

Basandosi sui dati raccolti dal diario di allenamento e dai segnali corporei, può essere necessario fare aggiustamenti periodici. Questo può includere cambiamenti nella tipologia di esercizi, nella frequenza degli allenamenti, nella durata delle sessioni o nei metodi di recupero. Ad esempio, se si notano plateaux nei miglioramenti della forza o della massa muscolare, potrebbe essere utile integrare nuove forme di resistenza o variare i protocolli di HIIT.

4. Integrare il Feedback Professionale

Consultare regolarmente un allenatore professionista o un fisioterapista può fornire una prospettiva esterna e professionale sui progressi e su come migliorare ulteriormente il regime di allenamento. Questi professionisti possono offrire consigli personalizzati basati sulla performance e sugli obiettivi di fitness, oltre a suggerire modifiche per evitare infortuni e migliorare i risultati.

5. Valutazione Continua

Infine, è importante che la valutazione del regime di allenamento sia un processo continuo. Gli obiettivi di fitness possono cambiare, così come le condizioni fisiche, perciò un regime di allenamento può richiedere aggiustamenti regolari. Stabilire check-in regolari per valutare il progresso verso gli obiettivi e fare aggiustamenti può mantenere il regime di allenamento al passo con le esigenze individuali.

Monitorare e adeguare il regime di allenamento in risposta a feedback dettagliati e personalizzati è essenziale per massimizzare i benefici del digiuno intermittente e migliorare continuamente la salute fisica. Nel prossimo segmento, esploreremo come affrontare efficacemente la fame, una delle sfide più comuni del digiuno intermittente, utilizzando strategie basate su insight provenienti dalla pratica e dalla scienza del digiuno.

CAPITOLO 6
SUPERARE LE SFIDE DEL DIGIUNO

Affrontare la fame durante il digiuno intermittente può essere una delle sfide più ardue, specialmente per i principianti o per coloro che adottano finestre di digiuno più lunghe. Tuttavia, ci sono strategie efficaci che possono aiutare a gestire e minimizzare la sensazione di fame, facilitando così il percorso verso una salute migliore e la realizzazione degli obiettivi di peso e fitness.

1. Idratarsi Consistentemente

L'acqua non solo aiuta a mantenere il corpo idratato ma può anche ridurre significativamente la sensazione di fame. Spesso, i segnali di fame possono essere confusi con quelli della disidratazione. Bere un bicchiere d'acqua quando si avverte la prima ondata di fame può aiutare a determinare se il bisogno è di cibo o semplicemente di liquidi. Oltre all'acqua, tisane o caffè senza zucchero possono essere consumati durante il periodo di digiuno senza interrompere il processo.

2. Incrementare l'Apporto di Fibre e Proteine

Durante le finestre di alimentazione, è importante concentrarsi su alimenti che promuovono la sazietà. Alimenti ricchi di fibre come verdure, frutta, legumi e cereali integrali rallentano la digestione e possono aumentare la sensazione di pienezza per lunghe ore. Allo stesso modo, le proteine sono notoriamente efficaci nel ridurre la fame perché richiedono più tempo per essere digerite e influenzano positivamente gli ormoni della sazietà come la colecistochinina.

3. Pianificare i Pasti Intelligentemente

Pianificare i pasti può aiutare a evitare di mangiare impulsivamente e a gestire meglio la fame durante le ore di digiuno. Preparare pasti e spuntini nutrienti per le finestre di alimentazione assicura che si consumino cibi che supportano gli obiettivi del digiuno piuttosto che comprometterli. Questo include avere una buona distribuzione di carboidrati, proteine e grassi salutari.

4. Distrarsi e Rimanere Occupati

Spesso la fame si fa sentire di più quando non si è

mentalmente occupati. Trovare distrazioni come leggere, lavorare, fare passeggiate o altre attività può aiutare a deviare l'attenzione dalla fame. L'esercizio fisico leggero, in particolare, può essere utile non solo come distrazione ma anche per potenziare gli effetti del digiuno.

5. Utilizzare Tattiche Psicologiche

Riconoscere che la fame è spesso temporanea può aiutare a gestirla meglio. Tecniche di mindfulness e consapevolezza possono essere strumenti potenti per gestire la sensazione di fame. Ascoltare consapevolmente il proprio corpo e distinguere tra fame fisica e fame emotiva può ridurre la probabilità di interrompere il digiuno prematuramente.

6. Graduale Adattamento al Digiuno

Per i principianti, è consigliabile iniziare con finestre di digiuno più brevi e gradualmente estenderle. Questo permette al corpo di adattarsi lentamente alle nuove abitudini alimentari senza stress eccessivo, rendendo più gestibili le sensazioni di fame.

Adottare queste strategie può rendere il digiuno intermittente un'esperienza più gestibile e meno intimidatoria. Nel prossimo segmento, esploreremo come gestire un altro aspetto cruciale del digiuno intermittente: la fatica e gli sbalzi d'umore, che sono spesso vissuti da coloro che si adattano a questo stile di vita, assicurando così un approccio olistico e sostenibile a questa pratica alimentare.

Gestire la fatica e gli sbalzi d'umore è una componente essenziale per chiunque pratichi il digiuno intermittente, specialmente nelle fasi iniziali o durante periodi di digiuno più lunghi. Questi sintomi possono essere dovuti a variazioni nei livelli di zuccheri nel sangue, a una nutrizione inadeguata o alla semplice reazione del corpo all'adattamento a un nuovo regime alimentare.

1. Monitorare la Nutrizione

Assicurarsi che la nutrizione sia bilanciata durante le finestre di alimentazione è fondamentale per minimizzare la fatica e migliorare l'umore. Consumare un mix equilibrato di macronutrienti (proteine, grassi e carboidrati) e micronutrienti (vitamine e minerali) può stabilizzare i livelli di energia e supportare le funzioni cerebrali. Gli alimenti ricchi di ferro, magnesio e vitamine del gruppo B sono particolarmente importanti, poiché contribuiscono alla riduzione della

90

stanchezza e dell'affaticamento e migliorano la regolazione dell'umore.

2. Adeguata Idratazione

L'idratazione gioca un ruolo cruciale nella gestione dell'energia e dell'umore. La disidratazione può causare o aggravare la fatica, ridurre la concentrazione e influenzare negativamente l'umore. Assicurarsi di bere sufficienti liquidi, soprattutto acqua, durante tutto il giorno aiuta a mantenere il corpo e il cervello funzionanti al meglio.

3. Gestione dello Stress e del Sonno

Lo stress e una cattiva qualità del sonno possono esacerbare sia la fatica sia gli sbalzi d'umore. Pratiche di gestione dello stress come la meditazione, lo yoga o tecniche di respirazione profonda possono essere molto benefiche. Inoltre, assicurarsi di avere una routine di sonno regolare e di dormire abbastanza ogni notte è essenziale per il recupero fisico e mentale.

4. Timing dell'Esercizio Fisico

L'attività fisica può effettivamente migliorare l'energia e stabilizzare l'umore grazie alla liberazione di endorfine. Tuttavia, è importante scegliere il momento giusto per esercitarsi. Alcune persone possono trovare energizzante fare esercizio prima di iniziare il digiuno, mentre altre potrebbero preferire esercitarsi poco prima di rompere il digiuno, per non sentirsi deboli o affaticati durante l'attività.

5. Piccoli Spuntini Nutrienti

Se il protocollo di digiuno lo permette, piccoli spuntini nutrienti possono essere utili per stabilizzare l'umore e i livelli di energia. Spuntini che includono una combinazione di proteine, grassi salutari e un po' di carboidrati complessi possono fornire energia sostenuta senza interrompere significativamente i benefici del digiuno.

6. Ascolto Attivo del Proprio Corpo

Infine, è fondamentale ascoltare il proprio corpo e riconoscere i segnali che potrebbero indicare la necessità di aggiustare il regime di digiuno. Se la fatica e gli sbalzi d'umore diventano gestibili, può essere necessario consultare un professionista sanitario per esaminare la dieta o il piano di digiuno.

Adottando queste strategie, è possibile minimizzare gli effetti della fatica e gli sbalzi d'umore associati al digiuno intermittente. Nel prossimo segmento, esploreremo come mantenere la motivazione a lungo termine, essenziale per chiunque voglia impegnarsi in un regime di digiuno intermittente come stile di vita sostenibile.

Mantenere la motivazione per rimanere impegnati a lungo termine con il digiuno intermittente può essere una sfida, specialmente quando l'entusiasmo iniziale si attenua o quando i progressi sembrano rallentare. Tuttavia, ci sono strategie efficaci che possono aiutare a sostenere l'impegno e assicurare che il digiuno intermittente diventi una parte sostenibile e gratificante della tua vita.

1. Stabilire Obiettivi Chiari e Misurabili

Avere obiettivi chiari e realistici è fondamentale per qualsiasi regime a lungo termine. Gli obiettivi non dovrebbero limitarsi solo alla perdita di peso, ma includere anche miglioramenti della salute come una maggiore energia, miglioramento dei marker di salute come livelli di zucchero nel sangue o pressione sanguigna, e benessere generale. Stabilire obiettivi a breve e lungo termine e revisionarli regolarmente può aiutare a mantenere la direzione e la motivazione.

2. Monitorare i Progressi

Tenere traccia dei progressi è un potente motivatore. Questo può includere la registrazione del peso, delle misure corporee, del progresso nell'esercizio fisico, o dei miglioramenti nei livelli di energia e umore. Vedere i risultati tangibili può rinforzare l'impegno nei confronti del regime di digiuno.

3. Creare una Rete di Supporto

Avere il supporto di amici, familiari o di una comunità online che segue un percorso simile può fare una grande differenza. Condividere esperienze, successi e sfide può fornire un senso di appartenenza e motivazione reciproca. Gruppi di supporto, sia online che offline, possono offrire consigli pratici, incoraggiamento e un forum per condividere le vittorie.

4. Integrare la Flessibilità nel Regime di Digiuno

Essere troppo rigidi può essere controproducente. Il digiuno intermittente dovrebbe adattarsi allo stile di vita, non il contrario. Se un particolare schema di digiuno non si adatta più alle tue circostanze di vita o ai tuoi bisogni energetici, essere aperti ad adattarlo può prevenire la frustrazione e mantenere l'impegno a lungo termine. La flessibilità può includere il cambiamento delle finestre di digiuno o l'alterazione dei giorni di digiuno.

5. Ricompense e Celebrazioni

Riconoscere e celebrare i successi è cruciale. Stabilire un sistema di ricompense per i traguardi raggiunti può migliorare la motivazione. Queste ricompense possono essere non alimentari, come un nuovo abbigliamento per fitness, un massaggio, o un'attività divertente.

6. Educazione Continua

Mantenere un interesse attivo nel digiuno intermittente attraverso la lettura, il partecipare a workshop, o ascoltare podcast sull'argomento può rinfrescare la tua motivazione. Capire a fondo i benefici del digiuno e le novità nel campo può stimolare il continuo impegno e la curiosità.

Queste strategie non solo possono aiutare a mantenere la motivazione per il digiuno intermittente, ma anche a farlo evolvere e maturare insieme a te nel tempo. Proseguendo, il prossimo segmento tratterà come superare i plateau di peso, una sfida comune e spesso demotivante, fornendo strategie per continuare a progredire verso gli obiettivi di salute e benessere a lungo termine.

Raggiungere un plateau di peso durante il digiuno intermittente è un'esperienza comune che può generare frustrazione e dubbio sulle efficacia del proprio regime alimentare. Tuttavia, con approcci strategici, è possibile superare questo stallo e continuare verso il raggiungimento degli obiettivi di perdita di peso.

1. Rivalutare l'Assunzione Calorica

Un plateau di peso spesso si verifica quando il corpo si adatta al deficit calorico iniziale attraverso vari meccanismi metabolici. È essenziale rivalutare l'assunzione calorica e assicurarsi che non sia troppo alta o troppo bassa. Utilizzare un diario alimentare o un'app per tracciare le calorie può aiutare a identificare eventuali abitudini alimentari che potrebbero essere sfuggite e che stanno influenzando il progresso.

2. Modificare la Finestra di Digiuno

Variare il pattern di digiuno può "sorprendere" il corpo e riattivare la perdita di peso. Se normalmente si segue un protocollo 16/8, provare a estendere il digiuno a 18 ore o alternare giorni di digiuno più lunghi con giorni di minor restrizione può essere efficace. Questi cambiamenti possono aiutare a stimolare ulteriormente il metabolismo e aumentare il deficit calorico.

3. Incrementare l'Attività Fisica

Aumentare l'intensità o la durata dell'attività fisica può aiutare a superare un plateau. Introdurre nuove forme di esercizio o aumentare la frequenza delle sessioni di allenamento può aumentare il dispendio energetico complessivo. L'allenamento di forza è particolarmente utile in quanto costruisce muscoli magri che bruciano più calorie a riposo.

4. Ottimizzare la Qualità del Sonno

La qualità del sonno ha un impatto diretto sulla perdita di

peso. Una cattiva qualità del sonno può influenzare gli ormoni della fame, come la grelina e la leptina, che regolano l'appetito. Assicurarsi di avere un sonno di qualità e di durata sufficiente ogni notte può aiutare a regolare questi ormoni e facilitare la perdita di peso.

5. Considerare l'Assunzione di Macronutrienti

Rivedere la distribuzione dei macronutrienti — proteine, grassi e carboidrati — può influenzare il metabolismo e la perdita di peso. Aumentare l'assunzione di proteine può aumentare la termogenesi alimentare e saziare più a lungo, riducendo l'apporto calorico complessivo. Allo stesso modo, ridurre i carboidrati raffinati e aumentare i grassi salutari può aiutare a migliorare il controllo dell'appetito e l'efficienza metabolica.

6. Gestione dello Stress

Lo stress cronico può causare un aumento di peso o un plateau a causa della produzione di cortisolo, che può promuovere l'accumulo di grasso e rendere più difficile la perdita di peso. Pratiche di riduzione dello stress come yoga, meditazione, o semplicemente dedicare tempo al relax possono essere cruciali per superare un plateau di peso.

Superare un plateau richiede pazienza, adattamenti e un'attenzione consapevole alle risposte del proprio corpo. Nel prossimo segmento, discuteremo ulteriori consigli per l'adattamento a lungo termine al digiuno intermittente, fornendo strategie per mantenere il regime efficacemente e senza sforzo nel corso del tempo.

L'adattamento a lungo termine al digiuno intermittente richiede più di semplice disciplina; richiede un'integrazione strategica e sostenibile nelle abitudini di vita quotidiane. Per coloro che cercano di fare del digiuno intermittente una componente permanente della loro routine, è essenziale adottare approcci che facilitino non solo la gestione fisica ma anche il benessere psicologico. Ecco alcuni consigli utili per rendere il digiuno intermittente un'abitudine a lungo termine.

1. Personalizzazione del Piano di Digiuno

Non esiste un approccio universale al digiuno intermittente che funzioni per tutti. È fondamentale personalizzare il piano di digiuno in base al proprio stile di vita, ai bisogni energetici e alle preferenze personali. Sperimentare con diverse finestre di digiuno e ascoltare il proprio corpo sono passaggi chiave per trovare quello che funziona meglio per te. Ad esempio, alcune persone possono trovare che digiunare per 16 ore è gestibile, mentre altre possono preferire finestre più corte o più lunghe.

2. Graduale Transizione

Per chi è nuovo al digiuno intermittente, è importante iniziare gradualmente. Iniziare con finestre di digiuno più brevi e aumentarle lentamente può aiutare il corpo ad adattarsi senza stress eccessivo. Questo permette anche di valutare come si sente il proprio corpo e mente durante il processo, facendo aggiustamenti lungo il cammino.

3. Mantenimento della Nutrizione Adeguata

Assicurarsi di consumare pasti nutritivi durante le finestre di alimentazione è cruciale. Ciò implica un focus su alimenti ricchi di nutrienti che possono fornire sufficienti vitamine, minerali, fibre, proteine e grassi sani. Questo non solo supporta il benessere fisico ma garantisce anche che si abbia energia sufficiente per le fasi di digiuno.

4. Ascolto e Rispetto dei Segnali del Corpo

Riconoscere e rispettare i segnali del proprio corpo è fondamentale per un digiuno sostenibile. Se si avverte eccessiva stanchezza, irritabilità o altri segni di stress fisico o mentale, può essere necessario riconsiderare il piano di digiuno. L'adattamento potrebbe includere l'alterazione delle finestre di digiuno o l'incremento dell'apporto calorico nei giorni di alimentazione.

5. Supporto Sociale e Comunitario

Condividere l'esperienza del digiuno intermittente con amici o membri di una comunità online può fornire un supporto morale e pratico. Partecipare a forum, gruppi di discussione o meeting locali può offrire consigli utili, motivazione e una sensazione di appartenenza, che possono essere particolarmente incoraggianti nei momenti di difficoltà.

6. Monitoraggio Continuo e Ajustamenti

Il monitoraggio continuo dei progressi e l'essere aperti agli ajustamenti sono essenziali per mantenere il digiuno intermittente efficace a lungo termine. Ciò include la valutazione regolare dell'impatto del digiuno sulla salute fisica, sul peso, sull'energia e sul benessere generale, facendo modifiche secondo necessità.

102

Questi consigli non solo facilitano l'adattamento al digiuno intermittente ma aiutano anche a sostenerlo nel tempo come uno stile di vita equilibrato e gratificante. Proseguendo, il prossimo segmento esplorerà gli effetti del digiuno intermittente sulla longevità e la riduzione del rischio di malattie, evidenziando come una pratica ben gestita possa contribuire a miglioramenti significativi della salute a lungo termine.

CAPITOLO 7
BENEFICI A LUNGO TERMINE DEL DIGIUNO INTERMITTENTE

Il digiuno intermittente ha suscitato un grande interesse per i suoi potenziali effetti benefici sulla longevità e la riduzione del rischio di malattie legate all'età. Numerosi studi suggeriscono che il digiuno intermittente non solo può estendere la durata della vita, ma può anche migliorare la qualità della vita negli anni avanzati. Questi benefici sono attribuiti a vari meccanismi biologici che il digiuno intermittente influisce direttamente.

1. Promozione dell'Autofagia

Una delle vie principali attraverso cui il digiuno intermittente può favorire la longevità è stimolando l'autofagia, un processo cellulare che coinvolge la degradazione e il riciclo di componenti cellulari vecchi o danneggiati. L'autofagia è essenziale per mantenere la salute cellulare e può prevenire malattie legate all'età come il morbo di Alzheimer, altre malattie neurodegenerative e il cancro. Durante il digiuno, con la riduzione dell'apporto energetico, il corpo attiva l'autofagia per conservare le risorse, contribuendo così a un rinnovamento cellulare che è cruciale per una vita più lunga e più sana.

2. Miglioramento della Sensibilità all'Insulina

Il digiuno intermittente può migliorare la sensibilità all'insulina, riducendo il rischio di sviluppare diabete di tipo 2, una delle principali malattie croniche che può ridurre la speranza di vita. Studi hanno dimostrato che il digiuno intermittente riduce i livelli di insulina a digiuno e migliora la tolleranza al glucosio, entrambi indicatori di una migliore gestione del glucosio nel sangue.

3. Riduzione dell'Infiammazione

L'infiammazione cronica è un fattore comune in molte malattie legate all'età, inclusi il cancro, le malattie cardiache e le malattie neurodegenerative. Il digiuno intermittente è stato dimostrato ridurre i marcatori di infiammazione nel corpo, contribuendo così a una minore incidenza di queste condizioni debilitanti e potenzialmente mortali.

4. Regolazione Ormonale

Il digiuno intermittente influisce sulla produzione di diversi ormoni chiave per la longevità. Ad esempio, aumenta i livelli di ormone della crescita, che ha effetti benefici sulla rigenerazione e riparazione dei tessuti, e può anche aumentare la massa muscolare e la densità ossea, entrambi importanti per mantenere la mobilità e ridurre il rischio di infortuni in età avanzata.

5. Riduzione del Stress Ossidativo

Il digiuno intermittente può ridurre il danno ossidativo e aumentare i livelli di antiossidanti nel corpo. Questo aiuta a combattere lo stress ossidativo, un processo che contribuisce all'invecchiamento e alla progressione di molte malattie croniche.

6. Modificazioni Epigenetiche

Recenti ricerche suggeriscono che il digiuno intermittente può anche influenzare l'epigenetica, i cambiamenti nell'espressione genica che non comportano modifiche al DNA stesso. Questi cambiamenti possono avere effetti protettivi contro il cancro e altre malattie legate all'età.

In sintesi, il digiuno intermittente offre molteplici benefici che possono contribuire alla longevità attraverso la modulazione di processi biologici chiave. Nel prossimo segmento, approfondiremo ulteriori benefici del digiuno intermittente, concentrando l'attenzione sui miglioramenti cognitivi e sul benessere mentale, ulteriori aspetti fondamentali per un invecchiamento sano.

Il digiuno intermittente non solo offre benefici fisici, ma può anche avere un impatto significativo sui miglioramenti cognitivi e sul benessere mentale. Questi effetti possono essere particolarmente vantaggiosi per la prevenzione delle malattie neurodegenerative, l'incremento della funzione cerebrale e la gestione dello stress e dell'ansia. Esaminiamo in dettaglio come il digiuno intermittente possa supportare la salute cognitiva e mentale.

1. Potenziamento delle Funzioni Cerebrali

Il digiuno intermittente stimola la produzione di neurotrofine, come il fattore neurotrofico derivato dal cervello (BDNF), una proteina che supporta la sopravvivenza delle cellule neuronali e promuove la crescita di nuovi neuroni e sinapsi. Livelli elevati di BDNF sono associati a una migliore memoria, apprendimento e capacità di pensiero superiore. Studi hanno mostrato che il digiuno può incrementare i livelli di BDNF, potenzialmente riducendo il rischio di malattie come Alzheimer e depressione.

2. Riduzione dello Stress Ossidativo e Infiammazione nel Cervello

Il digiuno intermittente contribuisce alla riduzione dello stress ossidativo e dell'infiammazione, fattori che possono influenzare negativamente la salute cerebrale. Riducendo questi fattori nocivi, il digiuno può aiutare a proteggere il cervello e migliorare la sua funzionalità, riducendo così il rischio di declino cognitivo.

3. Miglioramento della Resistenza Mentale e Riduzione dello Stress

Il digiuno può migliorare la resistenza mentale e la capacità di gestire lo stress. Affrontare consapevolmente i periodi di digiuno e superare la sensazione di fame richiede e sviluppa una forma di disciplina mentale che può trasferirsi ad altri aspetti della vita. Inoltre, il digiuno ha dimostrato di ridurre i livelli di cortisolo, l'ormone dello stress, favorendo un senso di calma e benessere.

4. Miglioramento del Sonno

Diversi studi suggeriscono che il digiuno intermittente può migliorare la qualità del sonno, il che, a sua volta, beneficia ulteriormente la salute mentale e cognitiva. Un buon sonno è essenziale per la consolidazione della memoria e per il ripristino delle funzioni cognitive.

5. Aumento della Plasticità Neuronale

Il digiuno intermittente può aumentare la plasticità neuronale, che è la capacità del cervello di adattarsi e modificarsi in risposta a nuove informazioni o esperienze. Questa plasticità è fondamentale per l'apprendimento e l'adattamento e può proteggere contro il declino cognitivo.

6. Impatti Positivi sull'Umore

Infine, migliorare il regime alimentare attraverso il digiuno può avere effetti positivi sull'umore. La regolazione dell'insulina e l'aumento di BDNF possono contribuire a stabilizzare l'umore e a ridurre i sintomi di depressione e ansia.

Incorporare il digiuno intermittente nella propria routine può quindi offrire una vasta gamma di benefici per la salute mentale e cognitiva, che si estendono oltre il semplice controllo del peso e la gestione della salute fisica. Nel prossimo segmento, esploreremo ulteriormente come il digiuno intermittente influenzi il sonno e la qualità della vita complessiva, continuando a delineare l'impatto complessivo di questa pratica sul benessere a lungo termine.

Il digiuno intermittente non solo influisce sulla salute fisica e mentale ma può avere anche effetti significativi sul sonno e sulla qualità della vita complessiva. Esaminiamo come questa pratica possa migliorare questi aspetti, portando benefici che si estendono ben oltre la perdita di peso.

1. Regolazione dei Ritmi Circadiani

Il digiuno intermittente può aiutare a sincronizzare i ritmi circadiani del corpo, che sono i cicli naturali di sonno e veglia. Mangiare in allineamento con questi ritmi — consumando cibo durante il giorno e digiunando durante la notte — può migliorare la qualità del sonno. Uno studio ha dimostrato che le persone che mangiano in sintonia con il loro orologio circadiano sperimentano un sonno di migliore qualità e una maggiore vigilanza diurna. Questo è particolarmente rilevante nel contesto del digiuno intermittente, che spesso limita l'assunzione di cibo alle ore diurne.

2. Miglioramento della Qualità del Sonno

Il digiuno può influenzare positivamente la qualità del sonno attraverso la riduzione di infiammazione e stress ossidativo, entrambi noti per interferire con un riposo adeguato. Inoltre, il digiuno migliora la regolazione del glucosio e dell'insulina, fattori che possono influenzare la stabilità energetica durante la notte e prevenire risvegli notturni o difficoltà nell'addormentarsi.

3. Riduzione dell'Apnea Notturna

Per chi soffre di apnea notturna, in particolare apnea ostruttiva del sonno, la perdita di peso attraverso il digiuno intermittente può ridurre la severità dei sintomi. La diminuzione del tessuto adiposo, specialmente nella zona del collo, può ridurre l'ostruzione delle vie aeree durante il sonno, migliorando la qualità del respiro notturno e, di conseguenza, la qualità del sonno.

4. Impatto sul Benessere Emotivo

Una buona qualità del sonno è strettamente legata al benessere emotivo. Dormire bene può migliorare l'umore, ridurre i livelli di stress e ansia e aumentare la capacità di gestire le difficoltà emotive. Il digiuno intermittente, migliorando la qualità del sonno, può quindi contribuire a un senso complessivo di benessere emotivo.

5. Riduzione della Sonnolenza Diurna

Un migliore sonno notturno contribuisce a ridurre la sonnolenza diurna, aumentando i livelli di energia durante il giorno e migliorando la concentrazione e la produttività. Questo può avere un impatto significativo sulla qualità della vita, permettendo alle persone di sentirsi più attive e partecipative nelle loro attività quotidiane.

6. Effetti a Lungo Termine sulla Salute

Un sonno di qualità è essenziale per mantenere la salute a lungo termine. La privazione del sonno è stata collegata a numerose condizioni croniche, tra cui malattie cardiovascolari, diabete e obesità. Il miglioramento della qualità del sonno attraverso il digiuno intermittente può quindi avere un impatto diretto sulla prevenzione di queste malattie.

Migliorare il sonno e la qualità della vita attraverso il digiuno intermittente mostra come questa pratica non sia solo un mezzo per perdere peso, ma una strategia complessiva per migliorare la salute e il benessere. Nel prossimo segmento, esploreremo ulteriormente i benefici estetici del digiuno intermittente, come miglioramenti alla pelle e all'aspetto generale, fornendo un quadro ancora più completo degli effetti positivi di questa pratica.

Il digiuno intermittente non è solo uno strumento efficace per il controllo del peso e la salute interna, ma offre anche diversi benefici estetici che possono migliorare notevolmente l'aspetto generale e la condizione della pelle. Esaminiamo come il digiuno intermittente influisca positivamente su pelle e aspetto generale, contribuendo a un miglioramento estetico complessivo.

1. Miglioramento della Salute della Pelle

Il digiuno intermittente può portare a una significativa riduzione dell'infiammazione, uno dei principali contribuenti a problemi di pelle come acne, eczema e psoriasi. Riducendo l'infiammazione sistemica, il digiuno può aiutare a calmare le irritazioni della pelle e migliorare la sua complessiva qualità e aspetto. Inoltre, il digiuno promuove l'autofagia, che è essenziale per rimuovere le cellule danneggiate e favorire il rinnovamento cellulare. Questo processo può portare a una pelle più giovane e meno soggetta a imperfezioni.

2. Riduzione del Peso e Miglioramento del Tono Corporeo

Un evidente beneficio estetico del digiuno intermittente è la perdita di peso e il miglioramento del tono corporeo. La riduzione del grasso corporeo e l'aumento della massa muscolare, grazie anche all'associazione con l'esercizio fisico, possono migliorare la silhouette e la definizione del corpo. Questi cambiamenti non solo sono visivamente gradevoli ma possono anche migliorare la postura e la mobilità, contribuendo a un aspetto più giovane e dinamico.

3. Miglioramento dell'Elasticità della Pelle

Il digiuno intermittente può aumentare i livelli di ormone

della crescita, che gioca un ruolo cruciale nella manutenzione e riparazione della pelle. L'ormone della crescita aiuta a stimolare la produzione di collagene, un componente vitale per mantenere la pelle elastica e vigorosa. Una maggiore produzione di collagene può ridurre l'aspetto delle rughe e delle linee sottili, promuovendo una pelle più liscia e tesa.

4. Luminosità della Pelle

L'aumento dell'autofagia e la riduzione delle tossine attraverso il digiuno possono migliorare la luminosità della pelle. Eliminando le cellule vecchie e danneggiate e promuovendo la crescita di nuove cellule, il digiuno aiuta a rivelare uno strato di pelle più fresco e radioso, migliorando l'incarnato generale.

5. Riduzione delle Borse sotto gli Occhi

La perdita di peso e il miglioramento della qualità del sonno associati al digiuno intermittente possono contribuire a ridurre le borse sotto gli occhi e il gonfiore. Questo aspetto contribuisce a un'immagine più riposata e giovane, migliorando l'aspetto generale del viso.

Questi benefici estetici, insieme agli effetti sulla salute interna, rendono il digiuno intermittente una scelta attraente per molti che cercano non solo di migliorare la loro salute ma anche di migliorare il loro aspetto fisico. Nel prossimo segmento, esploreremo come integrare il digiuno intermittente come uno stile di vita sostenibile, affrontando le strategie per mantenere questi benefici a lungo termine e garantire che il digiuno rimanga una pratica realizzabile e benefica nel corso del tempo.

Adottare il digiuno intermittente come stile di vita sostenibile richiede un approccio equilibrato e flessibile, in modo che si adatti naturalmente alle esigenze quotidiane e mantenga i benefici a lungo termine senza compromettere il benessere fisico o psicologico. Qui sono illustrate alcune strategie chiave per integrare il digiuno intermittente nella vita quotidiana in modo efficace e sostenibile.

1. Personalizzazione del Programma di Digiuno

L'adattamento del digiuno alle proprie esigenze personali, preferenze e orari è cruciale. Non esiste un unico modello di digiuno che funzioni per tutti, quindi è importante sperimentare con diverse finestre di digiuno per scoprire quale si adatta meglio al proprio stile di vita. Alcuni potrebbero preferire il digiuno 16/8, mentre altri potrebbero trovare più gestibili metodi come il 5:2 o il digiuno alternato. Ascoltare il proprio corpo e adattare il piano di digiuno per rispondere alle proprie reazioni fisiche e ai propri impegni giornalieri è fondamentale.

2. Integrazione Graduale

Per molti, soprattutto per chi è nuovo al concetto di digiuno, è vantaggioso iniziare gradualmente. Iniziare con periodi di digiuno più brevi e aumentarli gradualmente può aiutare il corpo a adattarsi senza stress eccessivo. Questo approccio graduale riduce anche il rischio di effetti collaterali negativi e aiuta a evitare il sovraccarico psicologico che può venire da un cambiamento drastico nelle abitudini alimentari.

3. Bilanciamento Nutrizionale

Assicurarsi di consumare pasti nutrienti durante le finestre di alimentazione è essenziale per sostenere la salute a lungo termine. Un focus su una dieta equilibrata ricca di verdure, proteine, grassi salutari e carboidrati complessi è cruciale per fornire al corpo l'energia e i nutrienti necessari per funzionare ottimamente. Evitare il junk food e gli snack poco salutari, anche nelle finestre di alimentazione, è fondamentale per massimizzare i benefici del digiuno intermittente.

4. Ascolto e Adattamento Continui

Monitorare come si sente il proprio corpo durante il digiuno è vitale. Se si verificano sintomi come stanchezza eccessiva, irritabilità o cali di prestazione, è importante essere pronti a rivedere il piano di digiuno. Adattare la durata del digiuno, la frequenza o la composizione dei pasti in base alle reazioni del corpo può aiutare a mantenere il digiuno come una pratica sostenibile.

5. Supporto Sociale e Culturale

Parlare con familiari o amici sui propri piani di digiuno e, se possibile, coinvolgerli può fornire un ulteriore livello di sostegno e motivazione. Partecipare a comunità online o gruppi di supporto dove le persone condividono le loro esperienze con il digiuno intermittente può offrire consigli pratici, supporto emotivo e motivazione.

6. Valutazione e Riflessione Periodiche

Valutare periodicamente l'efficacia del proprio regime di digiuno e riflettere sugli obiettivi di salute e benessere può motivare a continuare o adattare l'approccio. Celebrare i successi e imparare dagli ostacoli sono passaggi importanti per mantenere il digiuno intermittente gratificante e efficace a lungo termine.

Integrare il digiuno intermittente come uno stile di vita sostenibile non solo può migliorare la salute fisica, ma può anche arricchire la vita personale e sociale. Nel prossimo segmento, esploreremo come il digiuno intermittente può essere adattato per giovani adulti, offrendo consigli specifici per questa fase vitale della vita.

CAPITOLO 8
DIGIUNO INTERMITTENTE PER DIVERSE FASI DELLA VITA

Adottare il digiuno intermittente può essere particolarmente vantaggioso per i giovani adulti, che spesso si trovano a gestire ritmi di vita frenetici, carichi di studio o di lavoro, vita sociale attiva e, talvolta, abitudini alimentari irregolari. Tuttavia, per garantire che il digiuno sia salutare e sia sostenibile, è importante considerare adattamenti specifici che rispondano alle esigenze di questa fascia d'età.

Il digiuno intermittente, pur essendo un potente strumento per migliorare la salute e il benessere complessivo, può portare con sé alcuni effetti collaterali, specialmente nelle fasi iniziali o quando non praticato correttamente. Identificare e gestire correttamente questi effetti collaterali è essenziale per mantenere il digiuno sicuro e sostenibile a lungo termine. Ecco alcuni degli effetti collaterali più comuni del digiuno intermittente e le strategie per gestirli.

1. Mal di Testa e Vertigini

Nei primi giorni di digiuno, alcune persone possono sperimentare mal di testa o vertigini. Questi sintomi possono essere causati dalla disidratazione, dalla riduzione dell'assunzione di caffeina o dalla regolazione dei livelli di zucchero nel sangue. Per mitigare questi effetti, è importante assicurarsi di bere abbondante acqua e di ridurre gradualmente il consumo di caffeina prima di iniziare il digiuno. Inoltre, mantenere una dieta equilibrata durante le finestre di alimentazione può aiutare a stabilizzare i livelli di zucchero nel sangue.

2. Affaticamento e Irritabilità

L'affaticamento e l'irritabilità sono comuni nei primi stadi del digiuno intermittente, poiché il corpo si adatta a bruciare grassi piuttosto che carboidrati come principale fonte di energia. Questi sintomi tendono a diminuire man mano che il corpo si adatta al nuovo regime alimentare. Per alleviarli, è importante seguire un regime graduale di digiuno e assicurarsi di consumare pasti nutrienti che includano una buona quantità di proteine e grassi salutari durante le finestre di alimentazione.

3. Difficoltà di Concentrazione

Alcune persone possono sperimentare difficoltà di concentrazione o nebbia cerebrale durante i primi giorni di digiuno. Questo può essere attribuito alle fluttuazioni dei livelli di zucchero nel sangue. Per combattere questo problema, è utile includere fonti di carboidrati complessi come cereali integrali e legumi nei pasti che precedono il periodo di digiuno, poiché forniscono un rilascio di energia più stabile.

4. Problemi Digestivi

Il digiuno può causare problemi digestivi, come stitichezza o disturbi digestivi, dovuti a cambiamenti nella frequenza dei pasti e nella quantità di cibo consumato. Incrementare l'apporto di fibre durante le finestre di alimentazione e bere molti liquidi può aiutare a mantenere la regolarità intestinale e prevenire la disidratazione, che può aggravare questi problemi.

5. Insonnia

Alcune persone possono sperimentare insonnia a causa di cambiamenti nei livelli di energia o di stress causati dal digiuno. Per aiutare a promuovere un buon sonno, può essere utile evitare il digiuno troppo vicino all'ora di andare a letto e cercare di mantenere un'ora di pasto consistente che non interferisca con il ritmo circadiano naturale.

Identificare questi effetti collaterali e attuare strategie per gestirli è essenziale per chiunque stia considerando il digiuno intermittente. Un approccio attento e informato può contribuire a garantire che il digiuno sia un'esperienza positiva e arricchente. Nel prossimo segmento, discuteremo quando potrebbe essere necessario interrompere il digiuno intermittente, fornendo linee guida importanti per la sicurezza e il benessere complessivo.

L'adozione del digiuno intermittente può offrire numerosi benefici per la salute, ma come per qualsiasi regime alimentare o di esercizio fisico, esistono circostanze in cui può essere necessario interrompere o modificare la pratica. Riconoscere i segnali che indicano quando interrompere il digiuno è cruciale per mantenere la salute e il benessere complessivo. Ecco alcuni dei motivi principali e delle situazioni in cui si dovrebbe considerare di interrompere il digiuno intermittente.

1. Problemi di Salute Seri

Se si verificano nuovi problemi di salute o se le condizioni preesistenti peggiorano durante il digiuno intermittente, è importante interrompere il digiuno e consultare un medico. Questi problemi possono includere, ma non sono limitati a, sintomi gravi come dolore toracico, difficoltà respiratorie, vertigini estreme, o confusione mentale. Tali sintomi possono indicare condizioni mediche sottostanti che necessitano di attenzione immediata.

2. Impatto Negativo sulla Salute Mentale

Se il digiuno intermittente inizia a influenzare negativamente la salute mentale, causando o esacerbando ansia, depressione, o disturbi dell'umore, è importante riconsiderare il regime. Il benessere mentale è tanto importante quanto la salute fisica, e nessun regime dietetico dovrebbe compromettere la stabilità emotiva o psicologica.

3. Eccessiva Perdita di Peso o Malnutrizione

Se il digiuno porta a una perdita di peso non intenzionale o significativa, o segni di malnutrizione come debolezza, stanchezza, perdita di capelli o deterioramento delle condizioni della pelle e delle unghie, è fondamentale interrompere il digiuno. Questi segni possono indicare che il corpo non sta ricevendo abbastanza nutrienti per funzionare correttamente.

4. Difficoltà a Gestire le Condizioni Mediche Croniche

Per chi soffre di condizioni mediche croniche come il diabete o malattie cardiache, il digiuno intermittente può richiedere un monitoraggio attento. Se il controllo della glicemia diventa più difficile o se ci sono cambiamenti preoccupanti nei livelli di pressione arteriosa o nei sintomi cardiaci, può essere necessario interrompere il digiuno e consultare un professionista della salute.

5. Problemi Digestivi Persistenti

Se il digiuno causa problemi digestivi persistenti, come nausea, diarrea, stipsi grave o dolori addominali, può essere necessario valutare la sostenibilità di questa pratica. L'apparato digerente può talvolta reagire negativamente alle lunghe ore senza cibo, soprattutto se si soffre già di disturbi gastrointestinali come la sindrome dell'intestino irritabile.

6. Peggioramento delle Condizioni di Salute Femminile

Nelle donne, il digiuno intermittente può influenzare il ciclo mestruale e la salute ormonale. Se si verificano cambiamenti nel ciclo mestruale, come la cessazione del ciclo o irregolarità significative, è importante interrompere il digiuno e cercare consulenza medica.

Interrompere il digiuno quando si manifestano questi segni o sintomi è essenziale per prevenire danni a lungo termine e per mantenere un approccio equilibrato alla salute e al benessere. Nel prossimo segmento, esploreremo l'importanza dell'equilibrio elettrolitico e della corretta integrazione durante il digiuno intermittente, elementi chiave per mantenere la salute durante la restrizione calorica.

Mantenere un equilibrio elettrolitico adeguato e assicurare una corretta integrazione sono aspetti cruciali del digiuno intermittente, specialmente per coloro che praticano digiuni prolungati o frequenti. Gli elettroliti, tra cui sodio, potassio, magnesio e calcio, svolgono ruoli vitali nel corpo, influenzando tutto, dalla funzione muscolare e nervosa alla idratazione e al pH del sangue. Durante il digiuno, il rischio di squilibri elettrolitici può aumentare, rendendo essenziale una gestione attenta.

1. Riconoscere l'Importanza degli Elettroliti

Gli elettroliti sono minerali con una carica elettrica, essenziali per molte funzioni corporee. Ad esempio, il sodio e il potassio sono cruciali per la funzione nervosa e muscolare, il magnesio supporta oltre 300 reazioni enzimatiche, e il calcio è vitale per la salute ossea e la contrazione muscolare. Durante il digiuno, questi minerali possono essere escreti dal corpo più rapidamente, specialmente se si aumenta il consumo di acqua senza reintegrare gli elettroliti persi.

2. Sintomi di Squilibrio Elettrolitico

Gli squilibri elettrolitici possono manifestarsi con sintomi come crampi muscolari, affaticamento, mal di testa, battiti cardiaci irregolari e confusione mentale. Se non trattati, possono portare a condizioni più gravi come convulsioni, anomalie del ritmo cardiaco e, in casi estremi, coma o morte. Durante il digiuno, è importante monitorare attentamente questi sintomi e rispondere di conseguenza.

3. Strategie di Integrazione Durante il Digiuno

Per prevenire squilibri, può essere opportuno integrare gli elettroliti durante le finestre di alimentazione o considerare l'uso di integratori specifici. Ad esempio:

Sodio: Una piccola quantità di sale aggiunto ai pasti può aiutare a mantenere i livelli di sodio.

Potassio: Consumare alimenti ricchi di potassio come spinaci, avocado e banane durante le finestre di alimentazione.

Magnesio: Supplementi di magnesio o alimenti come semi di zucca, mandorle e spinaci possono supportare i livelli di magnesio.

Calcio: Latticini, verdure a foglia verde e alimenti fortificati sono buone fonti di calcio.

4. Monitoraggio e Aggiustamenti Personalizzati

Ogni persona reagisce diversamente al digiuno, quindi è fondamentale monitorare i propri sintomi e, se necessario, consultare un professionista della salute per personalizzare ulteriormente il piano di integrazione. Ad esempio, gli atleti o coloro che vivono in climi caldi potrebbero necessitare di un'attenzione maggiore verso la reintegrazione elettrolitica.

5. Acqua e Idrogeno

Mantenere un'adeguata idratazione è essenziale, ma è importante evitare di bere eccessive quantità di acqua che potrebbero diluire gli elettroliti nel sangue, particolarmente in assenza di cibo. L'acqua dovrebbe essere consumata in modo equilibrato, basandosi sulla sete e altri segnali del corpo.

Mantenere un equilibrio elettrolitico corretto non solo supporta la salute fisica durante il digiuno ma migliora anche l'efficacia e la sicurezza di questa pratica. Nel prossimo segmento, discuteremo l'importanza del supporto medico e nutrizionale per chi pratica il digiuno intermittente, enfatizzando come una guida professionale possa ottimizzare i risultati e garantire la sicurezza.

L'importanza del supporto medico e nutrizionale nel contesto del digiuno intermittente non può essere sottolineata abbastanza. Mentre il digiuno intermittente può offrire numerosi benefici per la salute, è essenziale affrontare questa pratica con una guida esperta, soprattutto se si hanno condizioni mediche preesistenti o se si sta cercando di massimizzare gli effetti positivi e minimizzare i rischi potenziali.

1. Identificazione delle Necessità Individuali

Il primo passo verso un digiuno sicuro ed efficace è comprendere le esigenze nutrizionali e mediche individuali. Un professionista della salute o un nutrizionista può valutare lo stato di salute attuale, considerare eventuali condizioni mediche e prescrivere un piano di digiuno adeguato che non solo aiuti a raggiungere gli obiettivi di peso e salute, ma che sia anche sicuro e sostenibile.

2. Monitoraggio della Salute Durante il Digiuno

Un medico può monitorare i parametri critici durante il digiuno intermittente, come i livelli di glucosio nel sangue, la pressione arteriosa e i marcatori di salute renale e epatica. Questo monitoraggio è particolarmente importante per chi ha condizioni come il diabete o malattie cardiache. Le visite regolari possono aiutare a prevenire complicazioni e a modificare il regime di digiuno se si manifestano effetti collaterali negativi.

3. Adattamenti Nutrizionali Basati sulla Scienza

Un dietologo o nutrizionista può fornire consigli fondamentali su come bilanciare i nutrienti durante le finestre di alimentazione per garantire che il corpo riceva tutte le vitamine, i minerali e gli altri nutrienti necessari per funzionare ottimamente. Questo è cruciale, dato che una restrizione calorica non deve trasformarsi in una restrizione nutrizionale.

L'esperto può anche aiutare a pianificare pasti che siano gustosi e soddisfacenti, riducendo la tentazione di abbandonare il digiuno.

4. Gestione degli Effetti Collaterali

Il supporto medico è indispensabile per gestire gli effetti collaterali che possono emergere, soprattutto nelle fasi iniziali del digiuno. Sintomi come mal di testa, affaticamento e irritabilità possono spesso essere mitigati con aggiustamenti dietetici o modifiche al timing del digiuno. Un professionista può offrire soluzioni pratiche e supporto motivazionale per superare questi ostacoli.

5. Educazione e Risorse

I professionisti della salute possono fornire risorse educative che aiutano a comprendere meglio il digiuno intermittente e i suoi effetti sul corpo. Questa educazione può abilitare le persone a prendere decisioni più informate e a sentirsi più a loro agio con la loro scelta di stile di vita.

6. Sviluppo di un Approccio a Lungo Termine

Infine, con il supporto medico e nutrizionale adeguato, gli individui possono sviluppare un approccio a lungo termine al digiuno intermittente che si adatti alla loro evoluzione delle esigenze di salute e stile di vita. Questo può includere la transizione tra diversi tipi di digiuno o l'aggiustamento delle finestre di alimentazione per meglio adattarsi ai cambiamenti nella routine quotidiana o allo stato di salute.

L'integrazione di un supporto medico e nutrizionale qualificato è quindi essenziale per qualsiasi persona che consideri seriamente il digiuno intermittente come parte della propria routine di salute. Nel prossimo segmento, forniremo consigli pratici per una transizione sicura e efficace al digiuno intermittente, garantendo che gli individui possano adottare questa pratica in modo informato e consapevole.

Una transizione sicura al digiuno intermittente richiede un approccio metodico e considerato per evitare stress fisico e psicologico. Ecco alcuni consigli pratici per coloro che desiderano adottare il digiuno intermittente in modo sicuro e efficace.

1. Iniziare Gradualmente

Per coloro che sono nuovi al digiuno intermittente, è consigliabile iniziare con finestre di digiuno più brevi e aumentarle gradualmente. Questo permette al corpo di adattarsi lentamente alle nuove abitudini alimentari. Ad esempio, si può iniziare saltando la colazione e mangiando il primo pasto a mezzogiorno, estendendo poi progressivamente il periodo di digiuno.

2. Mantenere una Dieta Nutriente

Durante le finestre di alimentazione, è importante concentrarsi su una dieta equilibrata ricca di nutrienti. Includere una varietà di alimenti integrali, come frutta, verdura, proteine magre, grassi sani e carboidrati complessi, assicura che il corpo riceva tutti i micronutrienti essenziali necessari per funzionare al meglio. Questo è fondamentale per mantenere l'energia e prevenire carenze nutrizionali.

3. Ascoltare il Proprio Corpo

Ascoltare i segnali del proprio corpo è essenziale durante la transizione al digiuno intermittente. Se si avvertono sintomi come stanchezza eccessiva, debolezza, mal di testa o irritabilità, potrebbe essere necessario modificare il regime di digiuno.

Essere flessibili e disposti a fare aggiustamenti basati sulle risposte del proprio corpo è cruciale.

4. Idratazione Adeguata

Mantenere un'adeguata idratazione è vitale, soprattutto quando si digiuna. Bere abbondante acqua durante tutto il giorno aiuta a gestire la fame, supporta il metabolismo e mantiene il corpo idratato. Evitare bevande zuccherate e limitare il consumo di caffeina può anche aiutare a prevenire possibili disturbi del sonno o deidratazione.

5. Prepararsi per le Fluttuazioni di Energia

Durante le prime fasi del digiuno intermittente, si possono verificare fluttuazioni nei livelli di energia. Pianificare attività meno impegnative e consentire al corpo di riposarsi può facilitare la transizione. Man mano che il corpo si adatta, i livelli di energia tendono a stabilizzarsi.

6. Supporto Professionale

Consultare un medico o un nutrizionista prima di iniziare un regime di digiuno intermittente può fornire un ulteriore livello di sicurezza. Un professionista della salute può offrire consigli personalizzati basati sulle esigenze individuali e sulle condizioni di salute esistenti.

7. Monitorare i Progressi

Tenere traccia dei progressi, sia in termini di salute fisica che di benessere emotivo, può motivare e fornire feedback preziosi sull'efficacia del regime di digiuno. Utilizzare un diario alimentare o app per monitorare il cibo consumato, i sintomi, l'energia e altri fattori rilevanti può aiutare a mantenere il controllo.

Seguire questi consigli può facilitare una transizione più sicura e sostenibile al digiuno intermittente, permettendo di godere dei suoi benefici senza compromettere la salute. Nel prossimo segmento, discuteremo l'importanza di costruire e mantenere una comunità di supporto per sostenere il digiuno intermittente nel tempo, un altro aspetto cruciale per il successo a lungo termine di questa pratica.

1. Considerare il Ritmo di Vita

I giovani adulti spesso hanno stili di vita che possono variare notevolmente, con impegni che spesso si estendono fino a tarda notte. È essenziale adattare la finestra di digiuno in modo che si allinei armoniosamente con questi orari, evitando di digiunare in momenti che potrebbero portare a cali di energia durante le attività cruciali. Ad esempio, un digiuno 16/8, con l'ultima assunzione di cibo più vicina al termine delle lezioni o del lavoro, può aiutare a mantenere alta l'energia senza compromettere le attività sociali o di studio.

2. Bilanciare Nutrizione e Attività Fisica

I giovani adulti tendono ad essere molto attivi e possono richiedere un apporto energetico e nutritivo maggiore per sostenere sia le attività quotidiane sia l'esercizio fisico regolare. È fondamentale che i pasti consumati durante le finestre di alimentazione siano nutrienti e bilanciati, fornendo un adeguato apporto di carboidrati, proteine e grassi salutari. Questo non solo supporta il mantenimento dell'energia e la concentrazione ma aiuta anche a garantire che il tessuto muscolare sia preservato e che il metabolismo rimanga attivo.

3. Gestione dello Stress e del Sonno

I giovani adulti spesso sperimentano alti livelli di stress dovuti a studi, lavoro e pressioni sociali. Il digiuno intermittente può influenzare la gestione dello stress e i pattern del sonno. Promuovere abitudini che supportano un sonno riparatore e tecniche di gestione dello stress come la mindfulness e l'esercizio regolare può aiutare a massimizzare i benefici del digiuno senza compromettere il benessere mentale.

4. Idratazione Adeguata

Mantenere un'adeguata idratazione è cruciale, specialmente quando si digiuna. Gli giovani adulti dovrebbero essere consapevoli di bere sufficienti liquidi durante il giorno per prevenire la disidratazione, che può causare stanchezza, mal di testa e cali di concentrazione.

5. Supporto Sociale e Comunicazione

Discutere del proprio regime di digiuno con amici, familiari o coetanei può offrire supporto e incoraggiamento, oltre a rendere più facile gestire situazioni sociali che coinvolgono il cibo. Avere un compagno di digiuno o un gruppo di supporto può anche aiutare a rimanere motivati e impegnati.

6. Monitoraggio e Aggiustamenti

È importante per i giovani adulti monitorare come si sentono durante il digiuno e fare aggiustamenti se necessario. Questo può includere cambiare le finestre di digiuno, modificare i tipi di cibo consumati o alterare la frequenza del digiuno in base alle esigenze energetiche e al benessere complessivo.

Integrare il digiuno intermittente come uno stile di vita sostenibile per i giovani adulti richiede flessibilità, attenzione alle esigenze del corpo e una buona pianificazione. Nel prossimo segmento, esploreremo come i principi del digiuno intermittente possono essere adattati durante la mezza età, una fase in cui il corpo inizia a vivere cambiamenti metabolici significativi e può beneficiare in modi unici dal digiuno programmato.

Adottare il digiuno intermittente durante la mezza età può offrire benefici significativi, dato che questa fase della vita spesso porta con sé cambiamenti metabolici e un aumento del rischio di sviluppare malattie croniche. Tuttavia, è fondamentale adattare il digiuno alle esigenze specifiche di questa età per massimizzare i benefici e minimizzare i rischi.

1. Gestione del Metabolismo in Lento Declino

Durante la mezza età, il metabolismo naturale del corpo tende a rallentare, il che può portare a un aumento di peso e una ridotta capacità di gestire efficacemente i grassi e gli zuccheri. Il digiuno intermittente può aiutare a migliorare la sensibilità all'insulina e incrementare i livelli di ormone della crescita, che aiutano a mantenere un metabolismo attivo e a prevenire l'accumulo di grasso, specialmente intorno alla zona addominale.

2. Prevenzione delle Malattie Croniche

La mezza età è un periodo in cui il rischio di malattie croniche come il diabete di tipo 2, le malattie cardiovascolari e alcuni tipi di cancro aumenta. Il digiuno intermittente può ridurre l'infiammazione, migliorare i profili lipidici e la pressione sanguigna, e aumentare l'efficacia del corpo nell'utilizzo del glucosio. Questi cambiamenti possono giocare un ruolo cruciale nella prevenzione delle malattie.

3. Miglioramento della Salute Mentale e Cognitiva

Molti studi suggeriscono che il digiuno intermittente può migliorare la funzione cerebrale e proteggere contro il declino cognitivo, che può iniziare a manifestarsi già durante la mezza età. Il digiuno stimola la produzione di BDNF, una proteina che supporta la crescita neuronale e migliora la funzione cognitiva.

4. Adattamento del Piano di Digiuno alle Esigenze Individuali

È essenziale personalizzare il piano di digiuno per adattarsi al ritmo di vita, alle condizioni di salute esistenti e ai bisogni energetici individuali. Per esempio, persone con esigenze caloriche più basse o con specifiche condizioni mediche potrebbero necessitare di finestre di digiuno più corte o meno stringenti.

5. Integrazione di Esercizio Fisico

Combinare il digiuno intermittente con un programma regolare di esercizio fisico è particolarmente benefico durante la mezza età. L'attività fisica non solo aiuta a prevenire la perdita di massa muscolare associata all'età, ma migliora anche la forza, la flessibilità e la salute cardiovascolare, potenziando ulteriormente gli effetti positivi del digiuno.

140

6. Monitoraggio Medico Regolare

È importante per chi è in mezza età sottoporsi a controlli medici regolari mentre segue un regime di digiuno intermittente. Monitorare parametri come i livelli di glucosio nel sangue, la pressione arteriosa e i lipidi può aiutare a personalizzare l'approccio al digiuno e ad assicurarsi che sia sicuro ed efficace.

Integrare il digiuno intermittente come stile di vita durante la mezza età richiede un approccio equilibrato e attentamente monitorato per assicurare che i benefici superino i potenziali rischi. Nel prossimo segmento, esploreremo le considerazioni specifiche per l'adozione del digiuno intermittente negli anziani, un'altra fascia d'età che può trarre grandi vantaggi ma che richiede anche precauzioni particolari.

L'adozione del digiuno intermittente negli anziani merita considerazioni particolari, data la loro specifica situazione fisica e metabolica. Mentre il digiuno intermittente può offrire benefici significativi anche in questa fascia d'età, inclusi il miglioramento della gestione del glucosio nel sangue, l'aumento della sensibilità all'insulina e la riduzione dell'infiammazione, è fondamentale adattare attentamente il regime per evitare rischi per la salute e garantire che il digiuno sia sicuro ed efficace.

1. Valutazione Medica Preliminare

Prima di iniziare un regime di digiuno intermittente, è essenziale che gli anziani consultino un medico. Questo è particolarmente importante per coloro che hanno condizioni mediche preesistenti, come il diabete, problemi cardiaci o renali. Una valutazione medica può aiutare a determinare se il digiuno intermittente è appropriato e sicuro per l'individuo, considerando le sue condizioni di salute e i farmaci assunti.

2. Adeguamento Nutrizionale

Gli anziani hanno esigenze nutrizionali specifiche, spesso con un maggiore bisogno di nutrienti come calcio, vitamina D e proteine, essenziali per mantenere la salute delle ossa e dei muscoli e prevenire la perdita di massa muscolare. È vitale che i pasti consumati durante le finestre di alimentazione siano ben bilanciati e ricchi di nutrienti. La dieta dovrebbe includere una varietà di alimenti per garantire un apporto sufficiente di tutti i micronutrienti essenziali.

3. Monitoraggio dell'Energia e della Sazietà

Negli anziani, mantenere un adeguato apporto calorico è cruciale per prevenire la malnutrizione e la perdita di peso eccessiva, che può essere particolarmente pericolosa in questa età. Il digiuno non dovrebbe mai portare a una riduzione drastica delle calorie che può compromettere l'assunzione energetica necessaria. Monitorare la sensazione di sazietà e i livelli energetici può aiutare ad adattare il regime di digiuno per assicurare che l'energia rimanga ottimale.

4. Gestione del Rischio di Disidratazione

La disidratazione è un rischio comune negli anziani, specialmente durante il digiuno. È fondamentale incoraggiare un'adeguata assunzione di fluidi durante le finestre di alimentazione e assicurarsi che gli anziani non riducano il consumo di liquidi in risposta a una ridotta assunzione di cibo. L'acqua, le tisane e altre bevande senza càlorie sono opzioni eccellenti per mantenere l'idratazione senza influenzare il digiuno.

5. Frequenza e Durata del Digiuno

La frequenza e la durata delle finestre di digiuno possono necessitare di adattamenti per gli anziani. Regimi di digiuno più brevi o meno frequenti possono essere più gestibili e meno stressanti per il corpo, soprattutto all'inizio. Gradualmente, questi possono essere adattati in base alla tolleranza e alla risposta individuale.

6. Supporto Sociale e Emotivo

Incoraggiare il supporto di familiari, amici o gruppi di pari che comprendono e sostengono l'adozione del digiuno intermittente può migliorare il successo e la sostenibilità di questa pratica. Il supporto può anche aiutare a gestire eventuali difficoltà psicologiche legate al cambiamento delle abitudini alimentari.

Considerando attentamente questi aspetti, gli anziani possono sperimentare i benefici del digiuno intermittente mentre minimizzano i rischi. Proseguendo, il prossimo segmento esplorerà come il digiuno intermittente influenzi la gestione ormonale, un aspetto fondamentale per la salute complessiva a tutte le età.

144

Il digiuno intermittente influisce profondamente sulla gestione ormonale del corpo, offrendo potenziali benefici che vanno dal miglioramento della sensibilità all'insulina alla modulazione degli ormoni della crescita. Queste modifiche ormonali possono avere effetti significativi sulla salute generale, sul metabolismo, sulla crescita muscolare, sulla riparazione cellulare e persino sulla longevità. Esploriamo in dettaglio come il digiuno intermittente interagisca con i sistemi ormonali del corpo e quali implicazioni ciò può avere.

1. Effetti sul Cortisolo

Il cortisolo, spesso denominato l'ormone dello stress, ha un ruolo cruciale nella regolazione di molte funzioni vitali, inclusa la risposta del corpo allo stress e al metabolismo dei nutrienti. Il digiuno può influenzare temporaneamente i livelli di cortisolo, aumentandoli durante il periodo di digiuno. Tuttavia, il controllo della frequenza e della durata del digiuno può aiutare a gestire questi picchi, evitando l'iperproduzione di cortisolo che potrebbe portare a stress cronico, interruzione del sonno e altre problematiche legate allo stress.

2. Insulina e Sensibilità all'Insulina

Il digiuno intermittente è noto per migliorare la sensibilità all'insulina, riducendo il rischio di diabete di tipo 2 e facilitando una gestione più efficace del glucosio nel sangue. Durante il digiuno, i livelli di insulina diminuiscono significativamente, permettendo al corpo di utilizzare il grasso immagazzinato come fonte primaria di energia. Questo non solo aiuta nella perdita di peso ma migliora anche la salute metabolica complessiva.

3. Ormone della Crescita

Il digiuno aumenta la produzione di ormone della crescita umano (HGH), che ha importanti effetti anabolici, inclusa la stimolazione della crescita muscolare e la riparazione cellulare. L'incremento di HGH durante il digiuno aiuta a preservare la massa muscolare e stimola il metabolismo, contribuendo alla combustione dei grassi e migliorando la composizione corporea.

4. Modulazione della Leptina

La leptina è un ormone coinvolto nella regolazione dell'appetito e del metabolismo energetico. Il digiuno intermittente può migliorare la sensibilità alla leptina, aiutando così a regolare meglio il senso di fame e sazietà. Questo può essere particolarmente utile per coloro che cercano di controllare il loro apporto calorico e gestire il peso corporeo.

5. Effetti sulla Tiroide

Il digiuno intermittente può influenzare anche gli ormoni tiroidei, che regolano il metabolismo. È importante monitorare questi livelli, specialmente in individui con condizioni tiroidee preesistenti, poiché modifiche significative nel metabolismo potrebbero necessitare aggiustamenti nel trattamento o nella gestione della tiroide.

6. Riproduzione e Ormoni Sessuali

Infine, il digiuno intermittente può avere effetti sui livelli di ormoni sessuali, come estrogeni e testosterone. In alcuni casi, può migliorare i sintomi di condizioni legate agli ormoni, come la sindrome dell'ovaio policistico (PCOS), mentre in altri può richiedere un'attenta valutazione per assicurare che non interferisca negativamente con la salute riproduttiva.

Comprendere come il digiuno intermittente influisca sulla gestione ormonale può aiutare a ottimizzare i suoi benefici e a personalizzare l'approccio in base alle esigenze individuali. Nel prossimo segmento, esploreremo come personalizzare il digiuno intermittente in base alle esigenze individuali, garantendo che sia adattato efficacemente per supportare gli obiettivi di salute e benessere specifici di ciascuno.

Personalizzare il digiuno intermittente secondo le esigenze individuali è cruciale per massimizzare i benefici e minimizzare i rischi associati a questa pratica. Non esiste un unico approccio al digiuno intermittente che funzioni per tutti; invece, l'adattamento del digiuno alle specifiche circostanze di vita, condizioni di salute e obiettivi personali può fare una grande differenza nell'efficacia e nella sostenibilità del regime. Ecco alcuni passaggi fondamentali per personalizzare il digiuno intermittente.

1. Valutare Condizioni di Salute Preesistenti

Prima di iniziare un regime di digiuno intermittente, è fondamentale considerare qualsiasi condizione di salute esistente. Ad esempio, persone con diabete, disturbi alimentari, problemi cardiovascolari o donne incinte e in allattamento dovrebbero consultare un medico prima di iniziare il digiuno. Questo passaggio aiuta a personalizzare il digiuno per assicurare che sia sicuro e benefico tenendo conto delle condizioni mediche specifiche.

148

2. Considerare l'Età e il Livello di Attività

L'età e il livello di attività fisica sono importanti variabili da considerare. Giovani adulti e persone molto attive possono avere bisogni energetici più elevati e potrebbero beneficiare di finestre di digiuno più corte o di maggiore frequenza nei pasti durante le finestre di alimentazione. Gli anziani, d'altra parte, possono necessitare di un approccio più cauto, forse con finestre di digiuno meno estreme per evitare impatti negativi sulla massa muscolare e sulla densità ossea.

3. Sperimentare con Diverse Finestre di Digiuno

Esistono vari metodi di digiuno intermittente, inclusi il 16/8, il 5:2 o il digiuno ad giorni alterni. Sperimentare con diversi metodi può aiutare a scoprire quale si adatta meglio alle proprie routine quotidiane e preferenze alimentari. Alcuni possono trovare che digiunare per 16 ore è gestibile, mentre altri possono preferire digiuni più brevi o più flessibili.

4. Ascoltare il Proprio Corpo

Monitorare attentamente come si sente il corpo durante il digiuno può fornire indizi importanti su ciò che funziona o no. Sintomi come stanchezza eccessiva, irritabilità o difficoltà di concentrazione possono indicare che il regime di digiuno attuale non è ideale e necessita di aggiustamenti. Essere attenti e reattivi ai segnali del proprio corpo è essenziale per personalizzare il digiuno in modo efficace.

5. Ajustare in Base ai Risultati e agli Obiettivi

Gli obiettivi di digiuno possono variare da perdita di peso, miglioramento della salute metabolica, a potenziamento della concentrazione e della longevità. Ajustare la durata, la frequenza e la composizione dei pasti durante le finestre di alimentazione può aiutare a ottimizzare i risultati specifici desiderati.

6. Rivedere e Modificare Regolarmente

La personalizzazione del digiuno intermittente non è un processo statico. Con il tempo, le esigenze e le reazioni del corpo possono cambiare. Revisionare e modificare periodicamente il piano di digiuno può garantire che rimanga adeguato e benefico nel lungo termine.

Personalizzare il digiuno intermittente richiede un approccio attento e riflessivo, tenendo in considerazione molti fattori individuali. Nel prossimo segmento, esploreremo come identificare e gestire gli effetti collaterali comuni del digiuno intermittente, fornendo strategie per mitigare eventuali impatti negativi e garantire una pratica del digiuno sicura e sostenibile.

CAPITOLO 9
MITIGARE GLI EFFETTI COLLATERALI

Il digiuno intermittente, pur essendo un potente strumento per migliorare la salute e il benessere complessivo, può portare con sé alcuni effetti collaterali, specialmente nelle fasi iniziali o quando non praticato correttamente. Identificare e gestire correttamente questi effetti collaterali è essenziale per mantenere il digiuno sicuro e sostenibile a lungo termine. Ecco alcuni degli effetti collaterali più comuni del digiuno intermittente e le strategie per gestirli.

1. Mal di Testa e Vertigini

Nei primi giorni di digiuno, alcune persone possono sperimentare mal di testa o vertigini. Questi sintomi possono essere causati dalla disidratazione, dalla riduzione dell'assunzione di caffeina o dalla regolazione dei livelli di zucchero nel sangue. Per mitigare questi effetti, è importante assicurarsi di bere abbondante acqua e di ridurre gradualmente il consumo di caffeina prima di iniziare il digiuno. Inoltre, mantenere una dieta equilibrata durante le finestre di alimentazione può aiutare a stabilizzare i livelli di zucchero nel sangue.

2. Affaticamento e Irritabilità

L'affaticamento e l'irritabilità sono comuni nei primi stadi del digiuno intermittente, poiché il corpo si adatta a bruciare grassi piuttosto che carboidrati come principale fonte di energia. Questi sintomi tendono a diminuire man mano che il corpo si adatta al nuovo regime alimentare. Per alleviarli, è importante seguire un regime graduale di digiuno e assicurarsi di consumare pasti nutrienti che includano una buona quantità di proteine e grassi salutari durante le finestre di alimentazione.

3. Difficoltà di Concentrazione

Alcune persone possono sperimentare difficoltà di concentrazione o nebbia cerebrale durante i primi giorni di digiuno. Questo può essere attribuito alle fluttuazioni dei livelli di zucchero nel sangue. Per combattere questo problema, è utile includere fonti di carboidrati complessi come cereali integrali e legumi nei pasti che precedono il periodo di digiuno, poiché forniscono un rilascio di energia più stabile.

4. Problemi Digestivi

Il digiuno può causare problemi digestivi, come stitichezza o disturbi digestivi, dovuti a cambiamenti nella frequenza dei pasti e nella quantità di cibo consumato. Incrementare l'apporto di fibre durante le finestre di alimentazione e bere molti liquidi può aiutare a mantenere la regolarità intestinale e prevenire la disidratazione, che può aggravare questi problemi.

5. Insonnia

Alcune persone possono sperimentare insonnia a causa di cambiamenti nei livelli di energia o di stress causati dal digiuno. Per aiutare a promuovere un buon sonno, può essere utile evitare il digiuno troppo vicino all'ora di andare a letto e cercare di mantenere un'ora di pasto consistente che non interferisca con il ritmo circadiano naturale.

Identificare questi effetti collaterali e attuare strategie per gestirli è essenziale per chiunque stia considerando il digiuno intermittente. Un approccio attento e informato può contribuire a garantire che il digiuno sia un'esperienza positiva e arricchente. Nel prossimo segmento, discuteremo quando potrebbe essere necessario interrompere il digiuno intermittente, fornendo linee guida importanti per la sicurezza e il benessere complessivo.

L'adozione del digiuno intermittente può offrire numerosi benefici per la salute, ma come per qualsiasi regime alimentare o di esercizio fisico, esistono circostanze in cui può essere necessario interrompere o modificare la pratica. Riconoscere i segnali che indicano quando interrompere il digiuno è cruciale per mantenere la salute e il benessere complessivo. Ecco alcuni dei motivi principali e delle situazioni in cui si dovrebbe considerare di interrompere il digiuno intermittente.

1. Problemi di Salute Seri

Se si verificano nuovi problemi di salute o se le condizioni preesistenti peggiorano durante il digiuno intermittente, è importante interrompere il digiuno e consultare un medico. Questi problemi possono includere, ma non sono limitati a, sintomi gravi come dolore toracico, difficoltà respiratorie, vertigini estreme, o confusione mentale. Tali sintomi possono indicare condizioni mediche sottostanti che necessitano di attenzione immediata.

2. Impatto Negativo sulla Salute Mentale

Se il digiuno intermittente inizia a influenzare negativamente la salute mentale, causando o esacerbando ansia, depressione, o disturbi dell'umore, è importante riconsiderare il regime. Il benessere mentale è tanto importante quanto la salute fisica, e nessun regime dietetico dovrebbe compromettere la stabilità emotiva o psicologica.

3. Eccessiva Perdita di Peso o Malnutrizione

Se il digiuno porta a una perdita di peso non intenzionale o significativa, o segni di malnutrizione come debolezza, stanchezza, perdita di capelli o deterioramento delle condizioni della pelle e delle unghie, è fondamentale interrompere il digiuno. Questi segni possono indicare che il corpo non sta ricevendo abbastanza nutrienti per funzionare correttamente.

4. Difficoltà a Gestire le Condizioni Mediche Croniche

Per chi soffre di condizioni mediche croniche come il diabete o malattie cardiache, il digiuno intermittente può richiedere un monitoraggio attento. Se il controllo della glicemia diventa più difficile o se ci sono cambiamenti preoccupanti nei livelli di pressione arteriosa o nei sintomi cardiaci, può essere necessario interrompere il digiuno e consultare un professionista della salute.

5. Problemi Digestivi Persistenti

Se il digiuno causa problemi digestivi persistenti, come nausea, diarrea, stipsi grave o dolori addominali, può essere necessario valutare la sostenibilità di questa pratica. L'apparato digerente può talvolta reagire negativamente alle lunghe ore senza cibo, soprattutto se si soffre già di disturbi gastrointestinali come la sindrome dell'intestino irritabile.

6. Peggioramento delle Condizioni di Salute Femminile

Nelle donne, il digiuno intermittente può influenzare il ciclo mestruale e la salute ormonale. Se si verificano cambiamenti nel ciclo mestruale, come la cessazione del ciclo o irregolarità significative, è importante interrompere il digiuno e cercare consulenza medica.

Interrompere il digiuno quando si manifestano questi segni o sintomi è essenziale per prevenire danni a lungo termine e per mantenere un approccio equilibrato alla salute e al benessere. Nel prossimo segmento, esploreremo l'importanza dell'equilibrio elettrolitico e della corretta integrazione durante il digiuno intermittente, elementi chiave per mantenere la salute durante la restrizione calorica.

Mantenere un equilibrio elettrolitico adeguato e assicurare una corretta integrazione sono aspetti cruciali del digiuno intermittente, specialmente per coloro che praticano digiuni prolungati o frequenti. Gli elettroliti, tra cui sodio, potassio, magnesio e calcio, svolgono ruoli vitali nel corpo, influenzando tutto, dalla funzione muscolare e nervosa alla idratazione e al pH del sangue. Durante il digiuno, il rischio di squilibri elettrolitici può aumentare, rendendo essenziale una gestione attenta.

1. Riconoscere l'Importanza degli Elettroliti

Gli elettroliti sono minerali con una carica elettrica, essenziali per molte funzioni corporee. Ad esempio, il sodio e il potassio sono cruciali per la funzione nervosa e muscolare, il magnesio supporta oltre 300 reazioni enzimatiche, e il calcio è vitale per la salute ossea e la contrazione muscolare. Durante il digiuno, questi minerali possono essere escreti dal corpo più rapidamente, specialmente se si aumenta il consumo di acqua senza reintegrare gli elettroliti persi.

2. Sintomi di Squilibrio Elettrolitico

Gli squilibri elettrolitici possono manifestarsi con sintomi come crampi muscolari, affaticamento, mal di testa, battiti cardiaci irregolari e confusione mentale. Se non trattati, possono portare a condizioni più gravi come convulsioni, anomalie del ritmo cardiaco e, in casi estremi, coma o morte. Durante il digiuno, è importante monitorare attentamente questi sintomi e rispondere di conseguenza.

3. Strategie di Integrazione Durante il Digiuno

Per prevenire squilibri, può essere opportuno integrare gli elettroliti durante le finestre di alimentazione o considerare l'uso di integratori specifici. Ad esempio:

Sodio: Una piccola quantità di sale aggiunto ai pasti può aiutare a mantenere i livelli di sodio.

Potassio: Consumare alimenti ricchi di potassio come spinaci, avocado e banane durante le finestre di alimentazione.

Magnesio: Supplementi di magnesio o alimenti come semi di zucca, mandorle e spinaci possono supportare i livelli di magnesio.

Calcio: Latticini, verdure a foglia verde e alimenti fortificati sono buone fonti di calcio.

4. Monitoraggio e Aggiustamenti Personalizzati

Ogni persona reagisce diversamente al digiuno, quindi è fondamentale monitorare i propri sintomi e, se necessario, consultare un professionista della salute per personalizzare ulteriormente il piano di integrazione. Ad esempio, gli atleti o coloro che vivono in climi caldi potrebbero necessitare di un'attenzione maggiore verso la reintegrazione elettrolitica.

5. Acqua e Idrogeno

Mantenere un'adeguata idratazione è essenziale, ma è importante evitare di bere eccessive quantità di acqua che potrebbero diluire gli elettroliti nel sangue, particolarmente in assenza di cibo. L'acqua dovrebbe essere consumata in modo equilibrato, basandosi sulla sete e altri segnali del corpo.

Mantenere un equilibrio elettrolitico corretto non solo supporta la salute fisica durante il digiuno ma migliora anche l'efficacia e la sicurezza di questa pratica. Nel prossimo segmento, discuteremo l'importanza del supporto medico e nutrizionale per chi pratica il digiuno intermittente, enfatizzando come una guida professionale possa ottimizzare i risultati e garantire la sicurezza.

L'importanza del supporto medico e nutrizionale nel contesto del digiuno intermittente non può essere sottolineata abbastanza. Mentre il digiuno intermittente può offrire numerosi benefici per la salute, è essenziale affrontare questa pratica con una guida esperta, soprattutto se si hanno condizioni mediche preesistenti o se si sta cercando di massimizzare gli effetti positivi e minimizzare i rischi potenziali.

1. Identificazione delle Necessità Individuali

Il primo passo verso un digiuno sicuro ed efficace è comprendere le esigenze nutrizionali e mediche individuali. Un professionista della salute o un nutrizionista può valutare lo stato di salute attuale, considerare eventuali condizioni mediche e prescrivere un piano di digiuno adeguato che non solo aiuti a raggiungere gli obiettivi di peso e salute, ma che sia anche sicuro e sostenibile.

2. Monitoraggio della Salute Durante il Digiuno

Un medico può monitorare i parametri critici durante il digiuno intermittente, come i livelli di glucosio nel sangue, la pressione arteriosa e i marcatori di salute renale e epatica. Questo monitoraggio è particolarmente importante per chi ha condizioni come il diabete o malattie cardiache. Le visite regolari possono aiutare a prevenire complicazioni e a modificare il regime di digiuno se si manifestano effetti collaterali negativi.

3. Adattamenti Nutrizionali Basati sulla Scienza

Un dietologo o nutrizionista può fornire consigli fondamentali su come bilanciare i nutrienti durante le finestre di alimentazione per garantire che il corpo riceva tutte le vitamine, i minerali e gli altri nutrienti necessari per funzionare ottimamente. Questo è cruciale, dato che una restrizione calorica non deve trasformarsi in una restrizione nutrizionale. L'esperto può anche aiutare a pianificare pasti che siano gustosi e soddisfacenti, riducendo la tentazione di abbandonare il digiuno.

4. Gestione degli Effetti Collaterali

Il supporto medico è indispensabile per gestire gli effetti

collaterali che possono emergere, soprattutto nelle fasi iniziali del digiuno. Sintomi come mal di testa, affaticamento e irritabilità possono spesso essere mitigati con aggiustamenti dietetici o modifiche al timing del digiuno. Un professionista può offrire soluzioni pratiche e supporto motivazionale per superare questi ostacoli.

5. Educazione e Risorse

I professionisti della salute possono fornire risorse educative che aiutano a comprendere meglio il digiuno intermittente e i suoi effetti sul corpo. Questa educazione può abilitare le persone a prendere decisioni più informate e a sentirsi più a loro agio con la loro scelta di stile di vita.

6. Sviluppo di un Approccio a Lungo Termine

Infine, con il supporto medico e nutrizionale adeguato, gli individui possono sviluppare un approccio a lungo termine al digiuno intermittente che si adatti alla loro evoluzione delle esigenze di salute e stile di vita. Questo può includere la transizione tra diversi tipi di digiuno o l'aggiustamento delle finestre di alimentazione per meglio adattarsi ai cambiamenti nella routine quotidiana o allo stato di salute.

L'integrazione di un supporto medico e nutrizionale qualificato è quindi essenziale per qualsiasi persona che consideri seriamente il digiuno intermittente come parte della propria routine di salute. Nel prossimo segmento, forniremo consigli pratici per una transizione sicura e efficace al digiuno intermittente, garantendo che gli individui possano adottare questa pratica in modo informato e consapevole.

Una transizione sicura al digiuno intermittente richiede un approccio metodico e considerato per evitare stress fisico e psicologico. Ecco alcuni consigli pratici per coloro che desiderano adottare il digiuno intermittente in modo sicuro e efficace.

1. Iniziare Gradualmente

Per coloro che sono nuovi al digiuno intermittente, è consigliabile iniziare con finestre di digiuno più brevi e aumentarle gradualmente. Questo permette al corpo di adattarsi lentamente alle nuove abitudini alimentari. Ad esempio, si può iniziare saltando la colazione e mangiando il primo pasto a mezzogiorno, estendendo poi progressivamente il periodo di digiuno.

2. Mantenere una Dieta Nutriente

Durante le finestre di alimentazione, è importante concentrarsi su una dieta equilibrata ricca di nutrienti. Includere una varietà di alimenti integrali, come frutta, verdura, proteine magre, grassi sani e carboidrati complessi, assicura che il corpo riceva tutti i micronutrienti essenziali necessari per funzionare al meglio. Questo è fondamentale per mantenere l'energia e prevenire carenze nutrizionali.

3. Ascoltare il Proprio Corpo

Ascoltare i segnali del proprio corpo è essenziale durante la transizione al digiuno intermittente. Se si avvertono sintomi come stanchezza eccessiva, debolezza, mal di testa o irritabilità, potrebbe essere necessario modificare il regime di digiuno. Essere flessibili e disposti a fare aggiustamenti basati sulle risposte del proprio corpo è cruciale.

4. Idratazione Adeguata

Mantenere un'adeguata idratazione è vitale, soprattutto quando si digiuna. Bere abbondante acqua durante tutto il giorno aiuta a gestire la fame, supporta il metabolismo e mantiene il corpo idratato. Evitare bevande zuccherate e limitare il consumo di caffeina può anche aiutare a prevenire possibili disturbi del sonno o deidratazione.

5. Prepararsi per le Fluttuazioni di Energia

Durante le prime fasi del digiuno intermittente, si possono verificare fluttuazioni nei livelli di energia. Pianificare attività meno impegnative e consentire al corpo di riposarsi può facilitare la transizione. Man mano che il corpo si adatta, i livelli di energia tendono a stabilizzarsi.

6. Supporto Professionale

Consultare un medico o un nutrizionista prima di iniziare un regime di digiuno intermittente può fornire un ulteriore livello di sicurezza. Un professionista della salute può offrire consigli personalizzati basati sulle esigenze individuali e sulle condizioni di salute esistenti.

7. Monitorare i Progressi

Tenere traccia dei progressi, sia in termini di salute fisica che di benessere emotivo, può motivare e fornire feedback preziosi sull'efficacia del regime di digiuno. Utilizzare un diario alimentare o app per monitorare il cibo consumato, i sintomi, l'energia e altri fattori rilevanti può aiutare a mantenere il controllo.

Seguire questi consigli può facilitare una transizione più sicura e sostenibile al digiuno intermittente, permettendo di godere dei suoi benefici senza compromettere la salute. Nel prossimo segmento, discuteremo l'importanza di costruire e mantenere una comunità di supporto per sostenere il digiuno intermittente nel tempo, un altro aspetto cruciale per il successo a lungo termine di questa pratica.

CAPITOLO 10
GUARDARE AL FUTURO: SOSTENERE IL DIGIUNO NEL TEMPO

L'adozione del digiuno intermittente come parte di uno stile di vita sano può essere notevolmente arricchita e sostenuta attraverso la costruzione di una comunità di supporto. Avere una rete di persone che condividono obiettivi, sfide e successi simili può fornire incoraggiamento, consigli pratici e motivazione. Qui esaminiamo come costruire efficacemente una comunità di supporto per il digiuno intermittente.

1. Partecipare a Gruppi Online

Con l'avanzamento della tecnologia e la prevalenza dei social media, unire o creare gruppi online dedicati al digiuno intermittente è uno dei modi più accessibili per trovare supporto. Piattaforme come Facebook, Reddit e forum specializzati offrono spazi dove le persone possono condividere esperienze, ricette, sfide e consigli. Partecipare a queste comunità permette di scambiare conoscenze e trovare sostegno, rendendo il percorso del digiuno meno isolante.

2. Creare Gruppi Locali

Sebbene le comunità online siano preziose, incontrare persone faccia a faccia può avere un impatto ancora maggiore. Creare o unirsi a gruppi locali di digiuno intermittente attraverso luoghi di lavoro, palestre, chiese o comunità locali può fornire un livello di connessione e impegno più profondo. Questi gruppi possono organizzare incontri regolari, sessioni di condivisione di pasti o gruppi di camminata, creando un senso di appartenenza e un supporto tangibile.

3. Workshop e Seminari

Partecipare a workshop e seminari su temi legati al digiuno intermittente può essere un altro modo efficace per costruire una comunità. Questi eventi non solo offrono opportunità educative ma anche piattaforme per incontrare persone con interessi simili. I partecipanti possono imparare da esperti nel campo, ottenere risposte a domande specifiche e interagire con altri che stanno attraversando esperienze simili.

4. Supporto Familiare e degli Amici

Informare familiari e amici sull'impegno nel digiuno intermittente può anche aiutare a costruire un ambiente di supporto a casa. Anche se non partecipano attivamente al digiuno, comprendere i benefici e le sfide può permettere loro di offrire supporto morale e pratico. Ad esempio, possono aiutare a preparare pasti che si adattano al regime di digiuno o incoraggiare la discussione sui progressi e sulle difficoltà.

5. Blogging e Condivisione della Propria Storia

Creare un blog personale o condividere la propria storia di digiuno intermittente attraverso vlog o post sui social media può non solo aiutare altri ma anche solidificare il proprio impegno. Documentare il proprio viaggio può ispirare e motivare altri, costruendo una comunità di seguaci e sostenitori che possono offrire feedback e incoraggiamento.

6. Collaborazione con Professionisti della Salute

Infine, coinvolgere professionisti della salute, come nutrizionisti o medici, che comprendono e supportano il digiuno intermittente può estendere la rete di supporto professionale.

Questi esperti possono fornire non solo guida medica ma anche rassicurazione che il percorso scelto è salutare e sostenuto da conoscenze professionali.

Costruire una comunità di supporto è fondamentale per il successo a lungo termine nel digiuno intermittente. Queste reti possono offrire i mezzi per superare le sfide e celebrare i successi, rendendo il viaggio verso il benessere più piacevole e sostenuto. Nel prossimo segmento, esploreremo come continuare l'educazione e l'apprendimento nel campo del digiuno intermittente, assicurando che l'approccio rimanga informato e aggiornato.

L'impegno verso il digiuno intermittente richiede una continua educazione e apprendimento per rimanere informati sulle migliori pratiche, gli aggiornamenti scientifici e i modi per ottimizzare la salute generale. La conoscenza non solo rafforza la motivazione ma garantisce anche che l'approccio al digiuno sia basato su principi solidi e sicuri. Ecco alcune strategie essenziali per continuare l'educazione e l'apprendimento nel campo del digiuno intermittente.

1. Ricerca e Lettura Continua

Uno dei migliori modi per rimanere informati è dedicarsi alla lettura di libri, articoli scientifici e blog affidabili sul digiuno intermittente. L'ambito della nutrizione e della salute è in continuo sviluppo, e nuove ricerche possono offrire spunti per migliorare o modificare l'approccio al digiuno. Fonti accademiche e pubblicazioni peer-reviewed sono particolarmente utili per ottenere informazioni basate su evidenze.

2. Partecipazione a Workshop e Seminari

I workshop e i seminari offrono opportunità non solo per imparare da esperti nel campo ma anche per porre domande specifiche e discutere temi relativi al digiuno con altri partecipanti. Questi eventi sono spesso organizzati da università, ospedali o centri benessere e possono coprire una vasta gamma di argomenti, dai benefici del digiuno alla sua integrazione con diete specifiche o esercizi fisici.

3. Iscrizione a Corsi Online

Molti istituti educativi e piattaforme online offrono corsi che possono ampliare la comprensione del digiuno intermittente. Questi corsi possono variare da brevi workshop a moduli più complessi che trattano aspetti avanzati della fisiologia del digiuno e della nutrizione. L'iscrizione a questi corsi permette anche di rimanere aggiornati sulle ultime scoperte e raccomandazioni pratiche.

4. Scambio con la Comunità

Interagire regolarmente con una comunità di persone che praticano il digiuno può fornire nuove idee, motivazione e supporto. Condividere esperienze personali, successi e sfide può aiutare a scoprire nuovi approcci e a evitare errori comuni, arricchendo l'esperienza personale con il digiuno.

5. Consultazione Regolare con Professionisti della Salute

Man mano che si continua nel percorso del digiuno intermittente, è utile consultare regolarmente professionisti della salute come nutrizionisti, dietologi o medici. Questi esperti possono offrire consigli personalizzati basati su cambiamenti nella salute, esigenze nutrizionali o obiettivi di fitness. Essi possono anche aiutare a interpretare i segnali del corpo e adattare il regime di digiuno in base alle risposte individuali.

6. Tenere un Diario Personale

Documentare il proprio viaggio nel digiuno intermittente attraverso un diario può essere un eccellente strumento di apprendimento. Registrare cosa si mangia, come ci si sente e qualsiasi sintomo o beneficio percepito può aiutare a identificare pattern, effetti del digiuno sul corpo e aree di miglioramento.

Continuare l'educazione e l'apprendimento nel digiuno intermittente è fondamentale per una pratica sicura e efficace. Questo impegno all'apprendimento continuo aiuta a navigare il viaggio del digiuno con maggiore consapevolezza e competenza. Nel prossimo segmento, discuteremo come bilanciare il digiuno con altre responsabilità della vita, un aspetto chiave per mantenere questa pratica sostenibile e integrata nella vita quotidiana.

Integrare il digiuno intermittente in una vita già ricca di impegni personali e professionali richiede un'attenta pianificazione e flessibilità. Bilanciare efficacemente questa pratica con altre responsabilità può aiutare a garantire che sia sostenibile e benefica a lungo termine, senza causare stress aggiuntivo o compromettere altre aree della vita. Ecco alcuni suggerimenti pratici per gestire il digiuno intermittente insieme alle complesse esigenze quotidiane.

1. Pianificazione Anticipata

La pianificazione è fondamentale quando si integra il digiuno intermittente con un programma giornaliero fitto di impegni. Determinare in anticipo le finestre di alimentazione e pianificare i pasti può aiutare a evitare decisioni alimentari impulsivi che possono non essere ideali. Utilizzare strumenti come calendari o app di pianificazione può aiutare a visualizzare e organizzare meglio il proprio schema di digiuno rispetto agli altri impegni.

2. Comunicazione con la Famiglia e i Colleghi

Spiegare ai familiari, amici e colleghi le proprie scelte riguardo al digiuno intermittente può ridurre malintesi o tensioni, specialmente durante eventi sociali o pasti di lavoro. Avere il loro supporto può anche facilitare la gestione degli impegni sociali senza compromettere il regime di digiuno.

3. Flessibilità nel Regime di Digiuno

Essere flessibili con il proprio programma di digiuno può essere necessario per adattarsi a giornate particolarmente impegnative o eventi imprevisti. Ad esempio, se una riunione di lavoro si prolunga oltre l'orario previsto, potrebbe essere necessario adattare temporaneamente la finestra di alimentazione. La chiave è mantenere l'equilibrio generale e non lasciare che eccezioni occasionali diventino la norma.

4. Integrazione di Attività Fisica

Mantenere un'attività fisica regolare è importante durante il digiuno intermittente, ma è essenziale trovare il giusto equilibrio che non sovraccarichi il corpo. Programmare l'esercizio fisico durante le finestre di alimentazione o scegliere attività a basso impatto nei giorni di digiuno può aiutare a mantenere l'energia e supportare la salute generale senza sovraccaricare il corpo.

5. Ascolto del Proprio Corpo

Prestare attenzione ai segnali del proprio corpo è cruciale. Se il digiuno inizia a sentirsi come un onere o se si notano segnali di stress fisico o mentale, potrebbe essere il momento di rivedere e possibilmente adattare il programma di digiuno. La salute e il benessere dovrebbero sempre venire prima di qualsiasi regime alimentare.

6. Utilizzo di Strumenti di Monitoraggio

Utilizzare app di monitoraggio della salute o tenere un diario alimentare e di benessere può aiutare a tenere traccia degli effetti del digiuno sulla salute quotidiana e sulla produttività. Questi strumenti possono offrire intuizioni preziose su come il digiuno influisce sulle prestazioni quotidiane e su come potrebbe essere ottimizzato.

Bilanciare il digiuno intermittente con le altre responsabilità della vita richiede un approccio ponderato e personalizzato. Prendere in considerazione questi suggerimenti può aiutare a rendere il digiuno una parte armoniosa e gestibile della vita quotidiana. Nel prossimo segmento, esploreremo come prepararsi per i cambiamenti nel tempo, garantendo che il digiuno intermittente rimanga un approccio praticabile ed efficace nel lungo termine.

Adottare il digiuno intermittente come parte della propria routine di vita implica riconoscere e adattarsi ai cambiamenti che possono verificarsi nel tempo. Che si tratti di modifiche nel proprio stato di salute, variazioni nello stile di vita, o semplicemente l'evoluzione delle preferenze personali, essere preparati a questi cambiamenti può aiutare a mantenere il digiuno intermittente efficace e sostenibile a lungo termine. Ecco come prepararsi adeguatamente a questi inevitabili adattamenti.

1. Monitoraggio Regolare della Salute

Una pratica regolare di controllo della salute è cruciale per identificare i cambiamenti che potrebbero influenzare la tua capacità di continuare il digiuno in sicurezza. Questo include controlli medici periodici, test di laboratorio per monitorare i livelli di nutrienti essenziali e altri marker biologici, e valutazioni della salute mentale. Questi check-up possono aiutare a individuare tempestivamente eventuali problemi di salute che necessitano di adattamenti nel regime di digiuno.

2. Adattamenti basati su Cambiamenti di Vita

I cambiamenti significativi nello stile di vita, come un nuovo lavoro, la maternità, o l'ingresso nella pensione, possono richiedere aggiustamenti nel piano di digiuno. Ad esempio, un lavoro che richiede un maggiore dispendio energetico o orari irregolari potrebbe necessitare di modifiche nelle finestre di alimentazione o nella frequenza del digiuno. Essere flessibili e pronti a modificare il proprio approccio può garantire che il digiuno resti praticabile e benefico.

3. Risposta alle Variazioni Fisiologiche con l'Età

Man mano che invecchiamo, il nostro corpo subisce cambiamenti naturali che possono influenzare come reagisce al digiuno. Le esigenze metaboliche, la sensibilità all'insulina, e le capacità digestive possono cambiare. Potrebbe essere necessario modificare la durata del digiuno, l'apporto calorico, o persino il tipo di alimenti consumati per adeguarsi a queste variazioni fisiologiche.

4. Utilizzo di Tecnologia e Strumenti di Supporto

L'utilizzo di tecnologia come app di monitoraggio delle abitudini alimentari, fitness tracker, o software per la gestione del benessere può fornire dati preziosi per guidare gli aggiustamenti nel regime di digiuno. Questi strumenti possono aiutare a identificare pattern o tendenze che indicano la necessità di cambiamenti nel tuo approccio al digiuno.

5. Educazione Continua

Mantenere un impegno verso l'apprendimento continuo riguardo il digiuno intermittente e la nutrizione in generale può aiutare a rimanere aggiornati sulle ultime ricerche e raccomandazioni. Partecipare a webinar, leggere pubblicazioni recenti, e dialogare con esperti sono modi per assicurarsi che le tue pratiche di digiuno siano informate e attuali.

6. Sostenere la Motivazione e l'Impegno

Riconoscere e celebrare i successi lungo il percorso può rinnovare la motivazione e sostenere l'impegno a lungo termine. Stabilire nuovi obiettivi, adattare vecchi piani, e riflettere sui benefici raggiunti attraverso il digiuno possono contribuire a mantenere un approccio positivo e proattivo.

Prepararsi per i cambiamenti nel tempo è essenziale per integrare il digiuno intermittente come una componente duratura e positiva della tua vita. Nel prossimo segmento, concluderemo con alcune riflessioni finali che consolidano i concetti chiave per sostenere un impegno a lungo termine verso il digiuno intermittente, garantendo che questo approccio non solo sia sostenibile, ma anche arricchente e benefico.

In conclusione, il viaggio attraverso il digiuno intermittente si rivela non solo come un metodo per la gestione del peso o la miglioramento della composizione corporea, ma come una trasformazione profonda che influisce positivamente sulla salute a lungo termine, sul benessere mentale e sulle abitudini di vita quotidiane. Questa guida ha esplorato vari aspetti del digiuno intermittente, offrendo uno sguardo dettagliato su come personalizzare l'approccio, gestire le sfide e massimizzare i benefici.

1. Benefici Comprovati e Sfide Gestibili

Abbiamo visto come il digiuno intermittente possa migliorare significativamente la salute metabolica, aumentare la sensibilità all'insulina, ridurre il rischio di malattie croniche e migliorare la funzione cerebrale. Tuttavia, come ogni cambiamento significativo nelle abitudini di vita, presenta delle sfide. La gestione degli effetti collaterali, l'adattamento delle routine quotidiane e la comprensione dei propri bisogni nutrizionali sono tutti aspetti cruciali che richiedono attenzione e dedizione.

2. L'Importanza del Supporto e della Flessibilità

Il sostegno di una comunità, sia online che offline, e l'accesso a consulenza professionale sono risorse inestimabili che facilitano l'adozione e il mantenimento del digiuno intermittente. Inoltre, l'importanza della flessibilità non può essere sottolineata abbastanza: ascoltare il proprio corpo e essere pronti a fare aggiustamenti basati sulle risposte fisiche e sulle esigenze personali è fondamentale per un'esperienza di digiuno positiva e produttiva.

3. Educazione Continua e Adattamento ai Cambiamenti

L'educazione continua è essenziale per rimanere informati sulle ultime ricerche e pratiche ottimali. Adattarsi ai cambiamenti della vita, sia fisiologici che situazionali, assicura che il digiuno intermittente rimanga un approccio praticabile ed efficace per migliorare la salute e il benessere.

4. Guardare al Futuro

Guardando al futuro, il digiuno intermittente non è solo una tendenza temporanea, ma un cambiamento paradigmatico nel modo in cui pensiamo all'alimentazione e alla salute. Con l'approccio giusto, può diventare una parte integrante di uno stile di vita equilibrato e consapevole, portando benefici che vanno oltre la semplice perdita di peso.

Riflessioni Finali

Adottare il digiuno intermittente richiede impegno, sperimentazione e, più importantemente, un impegno verso la propria salute e benessere. Come ogni percorso significativo, avrà i suoi alti e bassi. Tuttavia, con le strategie giuste, un buon supporto e una volontà di apprendere e adattarsi, può diventare un viaggio incredibilmente gratificante e trasformativo.

Saluti e Ringraziamenti

In conclusione di questo percorso attraverso il digiuno intermittente, desidero esprimere la mia gratitudine a tutti voi lettori per aver intrapreso questa esplorazione con me. Spero che le informazioni e le strategie condivise in questo libro vi servano da guida e ispirazione nel vostro percorso personale verso una vita più sana e soddisfacente. Ricordate che ogni passo, anche il più piccolo, è un progresso verso il miglioramento del vostro benessere. Grazie per aver condiviso questa avventura con me.

4 BONUS!

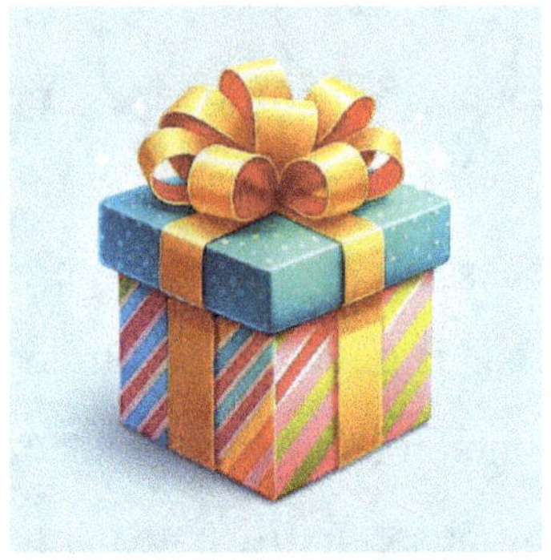

184

BONUS 1:
PIANO ALIMENTARE PER IL DIGIUNO INTERMITTENTE

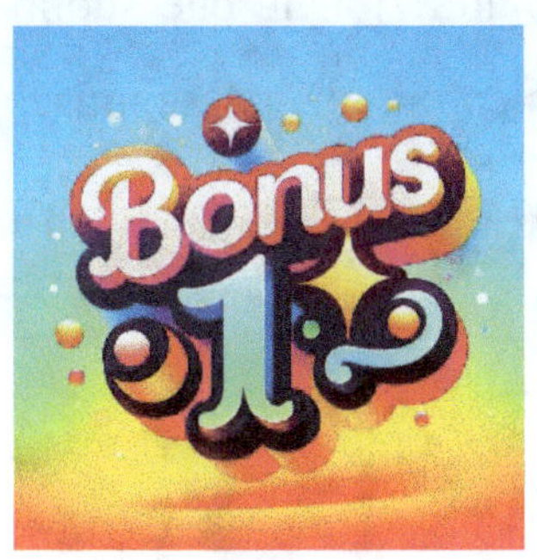

Adottare il digiuno intermittente richiede non solo una buona pianificazione del quando mangiare, ma anche del cosa mangiare. Un piano alimentare ben strutturato può fare la differenza in termini di efficienza metabolica, soddisfazione e mantenimento della massa muscolare. Qui di seguito è illustrato un esempio di piano alimentare ottimizzato per chi segue un regime di digiuno intermittente, specificamente un modello 16/8, dove si digiuna per 16 ore e si mangia durante un intervallo di 8 ore.

Obiettivi del Piano Alimentare

Questo piano alimentare è progettato per:

Ottimizzare l'apporto nutrizionale entro le finestre di alimentazione.

Sostenere livelli energetici stabili e una buona salute metabolica.

Fornire una varietà nutrizionale che supporti sia la perdita di peso sia il mantenimento della massa muscolare.

Esempio di Piano Alimentare per Una Settimana

Giorno 1:

Pranzo (12:00 PM): Insalata di quinoa con ceci arrostiti, verdure miste (spinaci, pomodori, cetrioli), un cucchiaio di semi di zucca, condita con olio d'oliva e succo di limone.

Spuntino (3:00 PM): Yogurt greco con bacche fresche e un cucchiaino di miele.

Cena (7:30 PM): Salmone al forno con asparagi e patate dolci al forno.

Giorno 2:

Pranzo: Avocado toast su pane integrale con uova strapazzate e una manciata di rucola.

Spuntino: Mandorle e un pezzo di frutta (ad esempio una mela).

Cena: Pollo alla griglia con insalata di farro, comprendente pomodorini, cetrioli, feta e olivette, condita con vinaigrette.

Giorno 3:

Pranzo: Buddha bowl con riso integrale, edamame, carote julienne, cavolo rosso tritato, semi di sesamo e un condimento a base di tahini.

Spuntino: Carote baby e hummus.

Cena: Bistecca alla griglia con lato di broccoli al vapore e quinoa.

Giorno 4:

Pranzo: Insalata di tonno con fagioli bianchi, cipolle rosse, prezzemolo e un pizzico di olio extravergine di oliva.

Spuntino: Yogurt greco con un pugno di noci tritate.

Cena: Pasta integrale con pesto di basilico, piselli e pezzi di pollo alla griglia.

Giorno 5:

Pranzo: Zuppa di lenticchie e una piccola insalata verde.

Spuntino: Un avocado tagliato a metà e condito con sale e pepe.

Cena: Tacos di pesce con cavolo slaw e una salsa di yogurt al lime.

Giorno 6:

Pranzo: Quiche di verdure senza crosta e una porzione di frutta.

Spuntino: Smoothie di proteine con spinaci, banana, proteine in polvere e latte di mandorla.

Cena: Curry di ceci con riso basmati e verdure miste.

Giorno 7:

Pranzo: Insalata di pollo con avocado, noci, sedano, mela e yogurt greco come condimento.

Spuntino: Barretta energetica fatta in casa o un mix di frutta secca.

Cena: Pizza su base di cavolfiore con mozzarella, pomodori freschi e basilico.

Consigli per il Successo

Bere abbondante acqua durante tutto il giorno per favorire la digestione e il senso di sazietà.

Adeguare le porzioni in base al livello di attività fisica.

Preparare i pasti in anticipo per ridurre la tentazione di scostarsi dal piano alimentare durante le finestre di alimentazione.

Questo piano alimentare è solo un esempio; le opzioni e le variazioni possono essere infinite, a seconda delle preferenze personali, delle necessità nutrizionali e delle condizioni di salute.

BONUS 2:
10 RICETTE SANE E GUSTOSE E 5 CHEAT MEAL

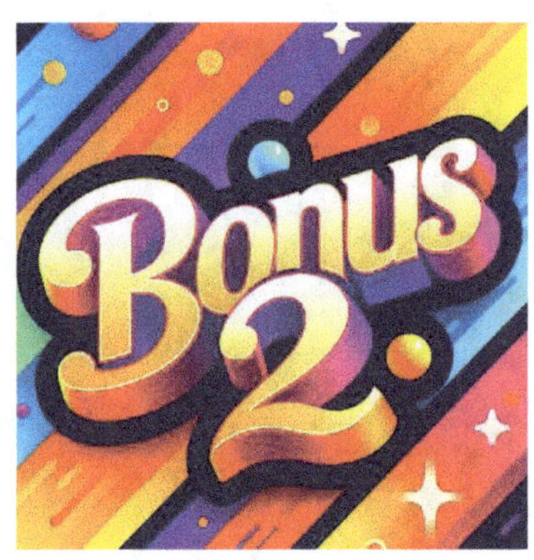

Il digiuno intermittente non si limita solo a quando mangiare, ma anche a cosa mangiare. Ecco dieci ricette che sono non solo nutrienti ma anche gustose, ideali per essere incorporate in un piano alimentare per il digiuno intermittente. Queste ricette sono bilanciate per fornire il giusto mix di proteine, grassi e carboidrati, garantendo energia sostenuta e soddisfazione.

1. Smoothie Verde Energizzante

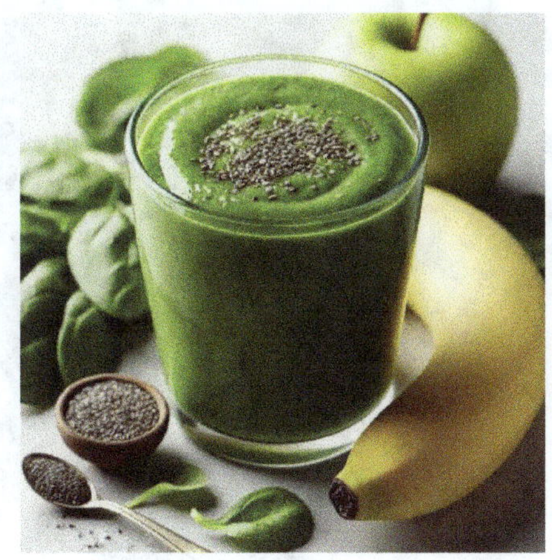

Ingredienti:

- Mela verde: 150 g (1 media)

- Banana: 120 g (1 media)

- Spinaci freschi: 30 g (1 manciata)

- Semi di chia: 15 g (1 cucchiaio)

- Latte di mandorla: 200 ml

Preparazione:

Frulla tutti gli ingredienti fino a ottenere un composto omogeneo. Questo smoothie è ideale per un inizio giornata energizzante, ricco di fibre e antiossidanti.

2. Insalata di Quinoa e Ceci

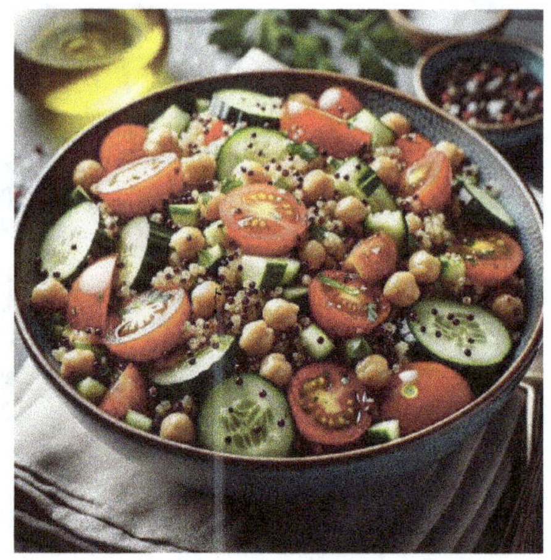

Ingredienti:

- Quinoa cotta: 185 g (1 tazza)

- Ceci sgocciolati e sciacquati: 150 g (1 tazza)

- Pomodoro grande: 180 g (tagliato a dadini)

- Cetriolo: 150 g (tagliato a dadini)

- Prezzemolo fresco: 15 g (tritato)

- Succo di limone: 30 ml

- Olio extravergine di oliva: 30 ml

- Sale e pepe (poco)

Preparazione:

Combina tutti gli ingredienti in una ciotola e condisci a piacere.
Questa insalata è un eccellente equilibrio di proteine vegetali e
carboidrati complessi.

3. Salmone al Forno con Asparagi

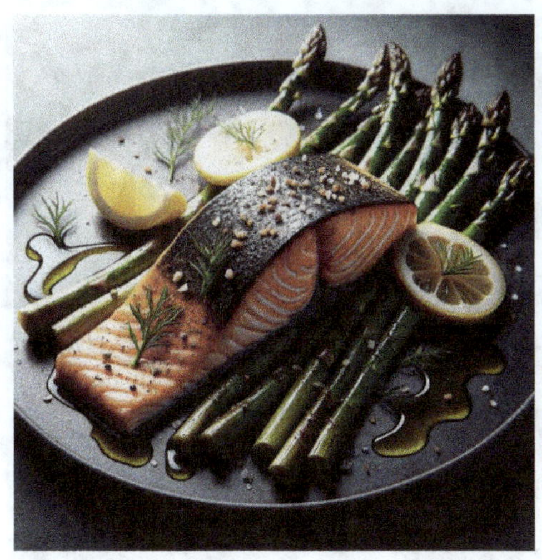

Ingredienti:

- Filetti di salmone: 200 g ciascuno (2 filetti)

- Asparagi: 250 g (1 mazzo)

- Limone: 1/2 limone a fette

- Olio extravergine di oliva: 15 ml

- Sale e pepe (poco)

Preparazione:

Disponi salmone e asparagi su una teglia rivestita con carta da forno. Condisci e aggiungi le fette di limone. Cuoci a 200°C per 20 minuti. Questo piatto è una fonte eccellente di Omega-3.

4. Pollo alla Griglia con Insalata di Avocado

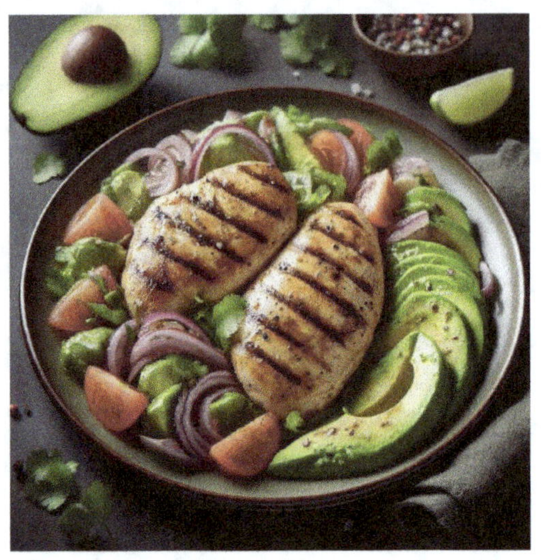

Ingredienti:

- Petto di pollo: 200 g ciascuno (2 petti)

- Avocado maturo: 200 g (1 medio)

- Cipolla rossa piccola: 50 g

- Pomodoro: 100 g

- Coriandolo fresco: 10 g

- Succo di lime: 15 ml

- Sale e pepe: (poco)

Preparazione:

Griglia il pollo fino a completa cottura. Taglia e mescola l'avocado, la cipolla e il pomodoro con coriandolo e succo di lime. Servi il pollo con l'insalata. Ottimo per un pranzo nutriente e ricco di proteine e grassi salutari.

5. Zuppa di Lenticchie

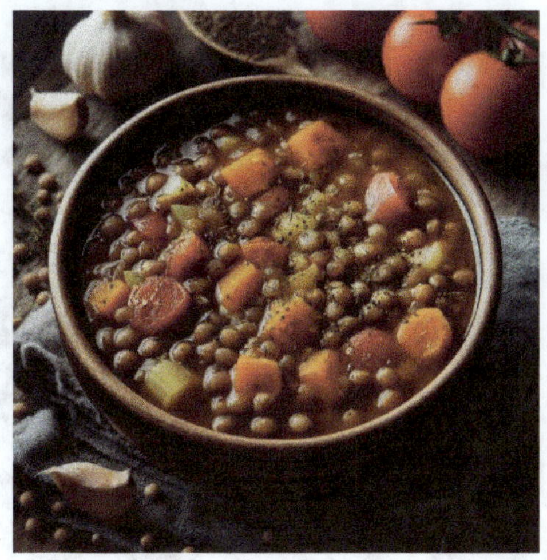

Ingredienti:

- Lenticchie rosse: 190 g (1 tazza)

- Carota: 100 g

- Cipolla: 100 g

- Aglio: 8 g (2 spicchi)

- Brodo vegetale: 1 litro

- Pomodori pelati: 200 g

- Cumino: 5 g

- Sale e pepe: (poco)

Preparazione:

Soffriggi cipolla, aglio e carota tritati. Aggiungi le lenticchie, i pomodori e il brodo. Cuoci fino a che le lenticchie siano morbide. Condisci e servi calda.

6. Buddha Bowl con Tofu

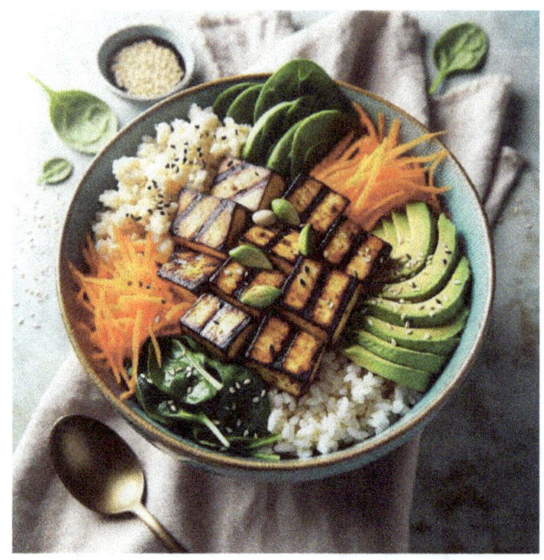

Ingredienti:

- Tofu: 200 g

- Riso integrale cotto: 190 g (1 tazza)

- Spinaci freschi: 30 g

- Carota: 50 g

- Avocado: 100 g (1/2 medio)

- Semi di sesamo: 5 g

- Salsa di soia: 15 ml

- Olio di sesamo: 5 ml

Preparazione:

Marina il tofu tagliato nella salsa di soia e olio di sesamo, poi griglialo. In una ciotola, disponi il riso, gli spinaci, la carota grattugiata e l'avocado. Completa con tofu grigliato e semi di sesamo.

7.   Omelette di Spinaci e Feta

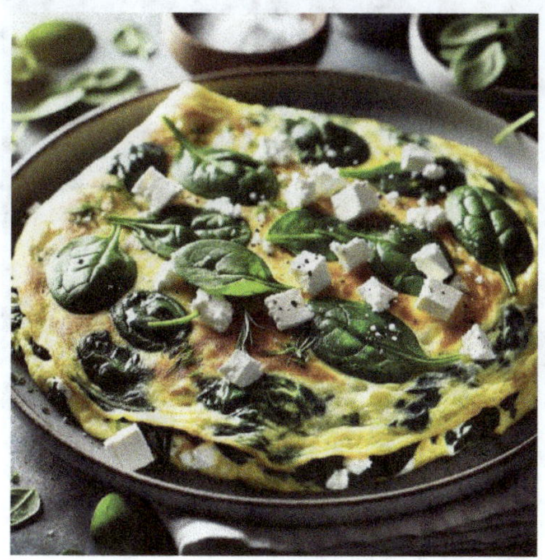

Ingredienti:

- Uova: 2 grandi

- Spinaci freschi: 30 g

- Feta: 50 g

- Olio d'oliva: 5 ml

- Sale e pepe: (non troppo)

Preparazione:

Sbatti le uova con sale e pepe. Cuoci in padella con olio, aggiungi gli spinaci e la feta. Piega e servi.

8. Curry di Ceci

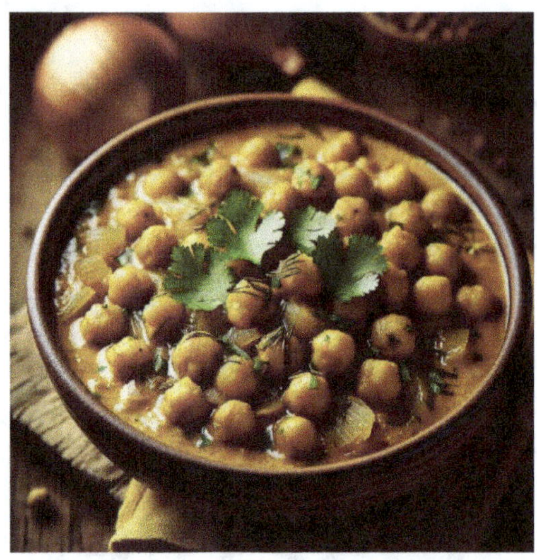

Ingredienti:

- Ceci sgocciolati: 150 g (1 tazza)

- Cipolla: 100 g

- Latte di cocco: 250 ml

- Pasta di curry: 30 g

- Coriandolo fresco: 10 g

Preparazione:

Soffriggi la cipolla, aggiungi la pasta di curry, poi i ceci e il latte di cocco. Lascia sobbollire fino a che il curry si addensi. Servi con coriandolo.

9. Insalata di Tonno Fresco

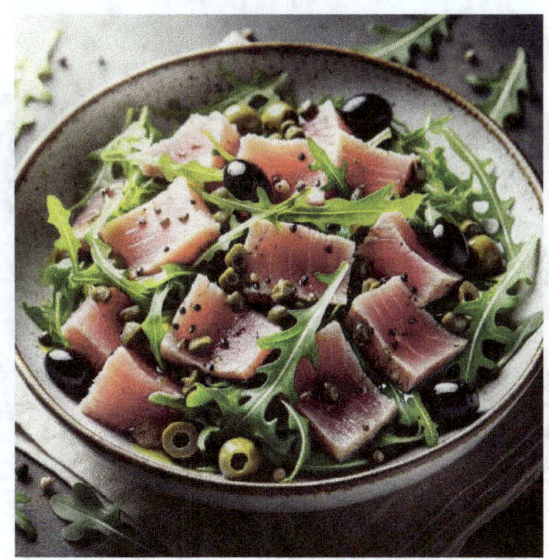

Ingredienti:

- Tonno fresco: 200 g

- Rucola: 30 g

- Olive nere: 30 g

- Capperi: 15 g

- Limone: 15 ml di succo

- Olio extravergine di oliva: 15 ml

Preparazione:

Taglia il tonno e condiscilo. Mescola con rucola, olive e capperi.

10. Spiedini di Verdure e Halloumi

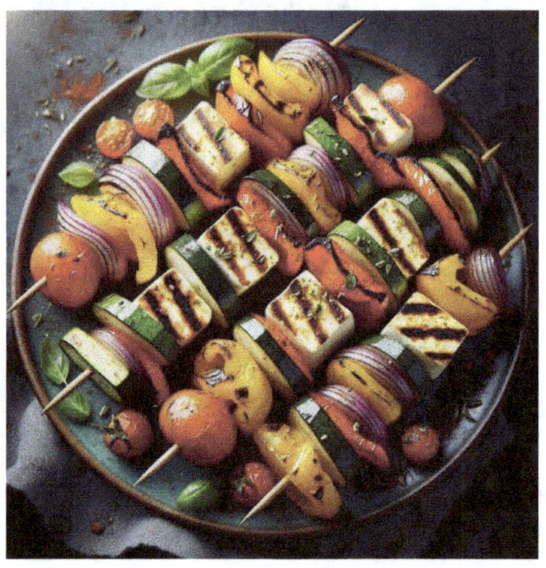

Ingredienti:

- Halloumi: 200 g

- Peperoni: 150 g

- Zucchine: 150 g

- Cipolla rossa: 100 g

- Olio d'oliva: 15 ml

- Origano: 5 g

Preparazione:

Taglia le verdure e l'halloumi, infilzali sugli spiedini. Condisci
e griglia.

5 CHEAT MEAL

I "cheat meals", o pasti liberi, possono essere un utile strumento all'interno di un regime di digiuno intermittente per gestire la sostenibilità psicologica di una dieta a lungo termine. Includere occasionalmente un pasto libero può aiutare a mantenere alta la motivazione e a soddisfare le voglie senza compromettere i risultati. Tuttavia, è essenziale approcciare i cheat meals con moderazione e strategia.

Quando inserire un cheat meal:

Frequenza Consigliata: Idealmente, un cheat meal può essere programmato una volta alla settimana. Questo permette di restare focalizzati sugli obiettivi nutrizionali senza sentirsi troppo privati.

Timing: Il momento migliore per godersi un cheat meal è dopo un'attività fisica intensa, quando il corpo utilizza l'energia extra più efficacemente, riducendo l'impatto delle calorie in eccesso.

Consigli per i cheat meals:

Non trasformarlo in un cheat day: Limita il pasto libero a un singolo pasto. Estendere il concetto a un intero giorno può rallentare i progressi.

Ascolta il tuo corpo: Anche durante un cheat meal, è importante ascoltare i segnali di sazietà del corpo per evitare di mangiare eccessivamente.

Equilibra con nutrizione: Cerca di includere anche elementi nutritivi nel tuo cheat meal, come proteine o fibre, che possono aiutare a bilanciare l'apporto calorico e aumentare la sazietà.

Ecco gli ingredienti dettagliati e le istruzioni per la preparazione dei cinque cheat meals raccomandati per il digiuno intermittente (da tenere in considerazione che i cheat meal possono essere liberi, qualsiasi tipo di piatto e cibo che volete, i 5 cheat meal che sono elencati sono giusto per darvi anche qualche spunto e ricetta extra in più!):

1. **Pizza integrale con mozzarella e verdure**

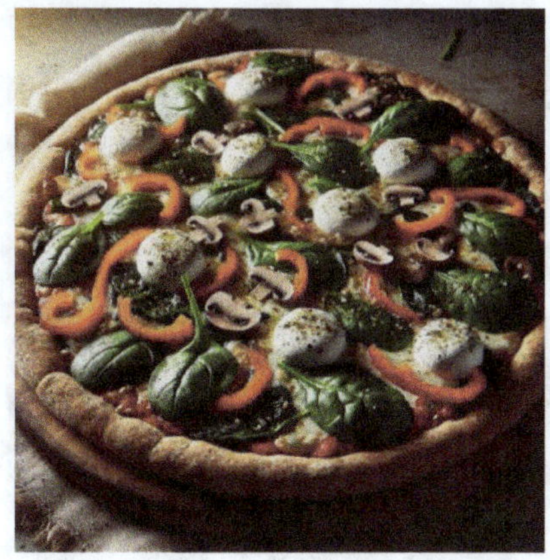

Ingredienti:

- Pasta per pizza integrale: 200 g (stesa)

- Mozzarella fresca: 100 g (a fette)

- Spinaci freschi: 30 g

- Peperoni: 50 g (a fette)

- Funghi: 50 g (affettati)

- Olio d'oliva: 1 cucchiaio

- Sale e pepe: (non troppo)

Preparazione:

- Preriscalda il forno a 220°C.

- Stendi la pasta per pizza su una teglia rivestita con carta da forno.

- Distribuisci la mozzarella, gli spinaci, i peperoni e i funghi sulla base.

- Condisci con olio d'oliva, sale e pepe.

- Cuoci in forno per 15-20 minuti o fino a doratura.

2. Burger di manzo con patatine dolci al forno

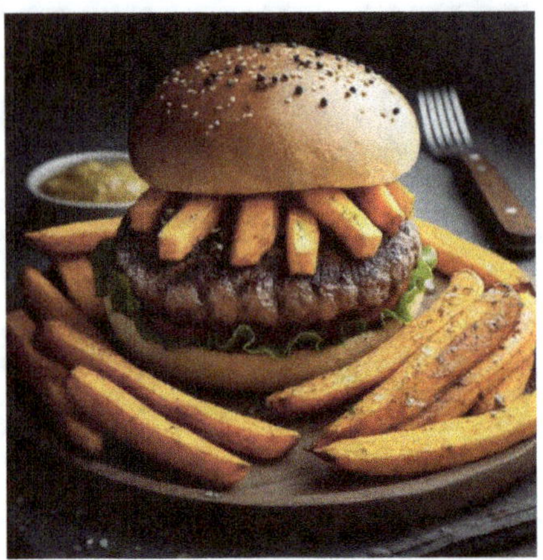

Ingredienti:

- Carne di manzo magra: 200 g (formata in hamburger)

- Panino integrale: 1

- Patate dolci: 200 g (tagliate a bastoncini)

- Olio d'oliva: 1 cucchiaio

- Sale e pepe: (non troppo)

Preparazione:

- Preriscalda il forno a 200°C.

- Disponi le patate dolci su una teglia, condisci con olio, sale e pepe e cuoci per 20-25 minuti.

- Griglia l'hamburger di manzo fino al grado di cottura desiderato.

- Assembla il burger nel panino con l'hamburger, aggiungi condimenti a piacere.

- Servi con le patatine dolci al forno.

3. Tacos di pesce

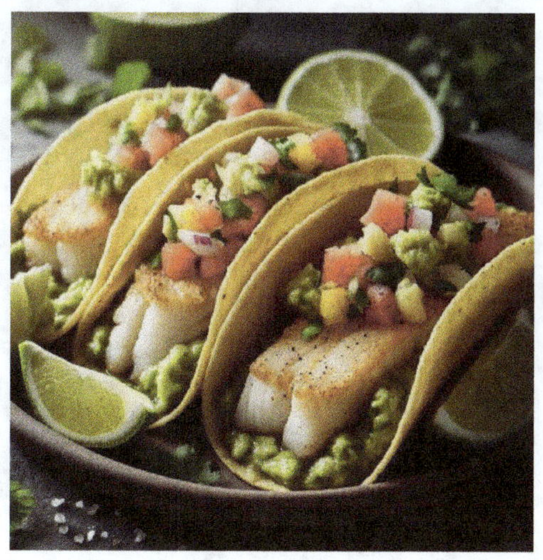

Ingredienti:

- Filetti di pesce: 200 g

- Tortillas di mais: 2

- Salsa fresca: 50 g

- Guacamole: 50 g

- Limone: il succo di 1

- Coriandolo fresco: 5 g

- Olio d'oliva: 1 cucchiaio

Preparazione:

- Condire i filetti di pesce con limone, sale e pepe.

- Cuocere il pesce in padella con un filo d'olio fino a cottura completa.

- Scaldare le tortillas.

- Assemblare i tacos mettendo il pesce nelle tortillas e aggiungendo salsa fresca e guacamole.

4. Pasta al pomodoro e basilico con polpette di tacchino

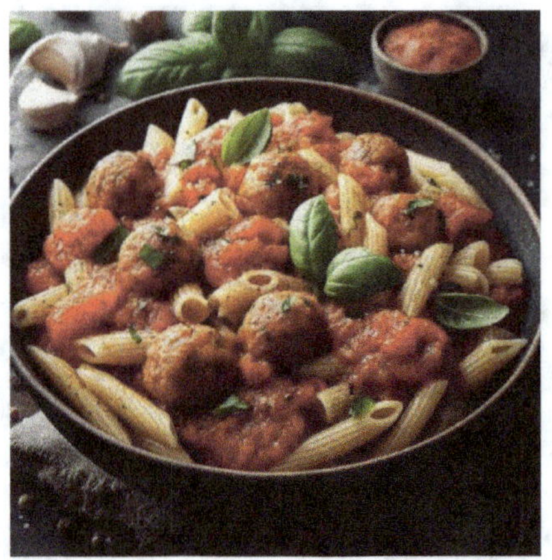

Ingredienti:

- Pasta: 200 g

- Polpette di tacchino: 150 g

- Pomodori pelati: 200 g

- Basilico fresco: 10 g

- Aglio: 1 spicchio

- Olio d'oliva: 1 cucchiaio

Preparazione:

- Cuocere la pasta al dente.

- In una padella, soffriggere l'aglio, aggiungere i pomodori e le polpette di tacchino.

- Cuocere fino a che le polpette siano ben cotte e il sugo addensato.

- Scolare la pasta e unirla al sugo, aggiungere basilico fresco.

- Servire caldo.

5. Gelato artigianale alla vaniglia con frutta fresca

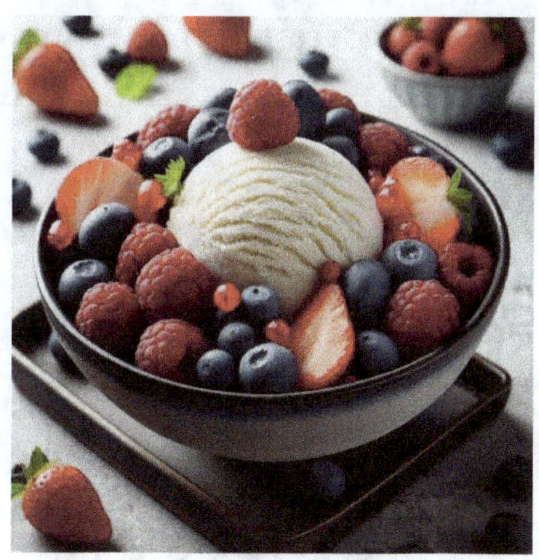

Ingredienti:

- Gelato alla vaniglia: 100 g

- Misto di frutta fresca (fragole, mirtilli, lamponi): 150 g

Preparazione:

- Servire il gelato in una ciotola.

- Aggiungere la frutta fresca lavata e tagliata sopra il gelato.

- Servire immediatamente per un delizioso dessert rinfrescante.

BONUS 3:
DIARIO DEL DIGIUNO

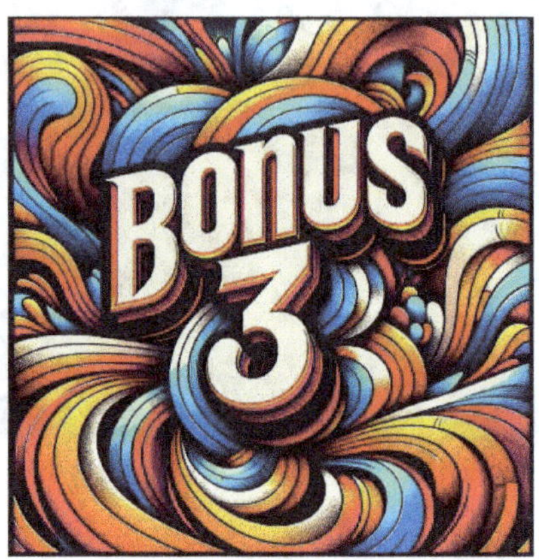

Il diario del digiuno rappresenta uno strumento fondamentale per chi pratica il digiuno intermittente. Non solo funge da registro delle proprie abitudini alimentari e dei progressi, ma offre anche una riflessione personale sulle esperienze legate al digiuno, aiutando a mantenere la motivazione e a identificare gli aspetti da migliorare.

Importanza del Diario del Digiuno

- Monitoraggio dell'alimentazione e del digiuno: Tenere traccia degli orari di digiuno e dei pasti consumati aiuta a garantire la coerenza e la disciplina necessarie per ottenere risultati efficaci nel digiuno intermittente.

- Analisi delle abitudini alimentari: Registrare dettagliatamente cosa si mangia permette di riconoscere schemi alimentari non salutari e di sostituirli con opzioni più nutrienti.

- Valutazione dei progressi: Segnare regolarmente peso, misure corporee e sensazioni generali può motivare, mostrando i progressi ottenuti nel tempo.

- Riflessione emotiva e psicologica: Scrivere di come ci si sente durante il digiuno può aiutare a gestire le sfide emotive e psicologiche, spesso trascurate in un percorso di dimagrimento o di miglioramento della salute.

Caratteristiche di un Diario del Digiuno Efficace

Un diario del digiuno efficace dovrebbe includere:

- Date e orari dei pasti e del digiuno: Per monitorare le finestre di alimentazione e di digiuno.

- Dettagli sui pasti: Includere cosa e quanto si mangia, con particolare attenzione alla qualità e alla quantità dei nutrienti.

- Stato emotivo e livello di energia: Annotazioni su come ci si sente prima e dopo i pasti, e durante le finestre di digiuno.

- Progressi fisici: Registrazione di dati come peso, misure del corpo e eventualmente foto progress.

- Osservazioni personali: Spazio per note libere dove riflettere su sfide, successi o modifiche apportate al regime di digiuno.

Esempi di Strutturazione del Diario

1. Diario Quotidiano Basico:

- Data e giorno della settimana.

- Orari di inizio e fine del digiuno.

- Elenco dei pasti e snack consumati con orari specifici.

- Stato d'animo e livello di energia.

- Spazio per note aggiuntive.

2.Diario Settimanale Dettagliato:

- Sommario settimanale degli orari di digiuno.

- Analisi nutrizionale dei pasti principali.

- Valutazione settimanale dei progressi fisici e emotivi.

- Pianificazione dei pasti per la settimana successiva.

3.Diario Mensile di Riflessione:

- Calendario mensile con evidenziazione dei giorni di digiuno esteso.

- Riepilogo dei cambiamenti nel peso e nelle misure.

- Riflessioni mensili sugli obiettivi raggiunti e sugli aspetti da migliorare.

- Foto del progresso per visualizzare i cambiamenti fisici.

Il diario del digiuno non è solo un mezzo per registrare dati e progressi, ma anche un potente strumento di introspezione e di pianificazione. Attraverso la costante documentazione, si può ottenere una visione più chiara dell'impatto del digiuno sulla propria vita, permettendo di fare aggiustamenti informati e di vivere il percorso di digiuno intermittente come un viaggio di crescita personale e di benessere.

BONUS 4: PROGRAMMA DI ALLENAMENTO A CASA

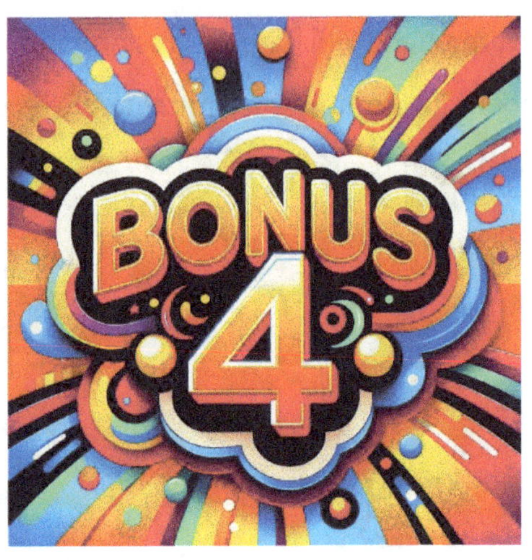

Il seguente programma di allenamento è stato progettato per adattarsi perfettamente a chi segue un regime di digiuno intermittente e desidera eseguire esercizi a corpo libero da casa. Questo piano è ideale per principianti e persone di livello intermedio, con l'obiettivo di mantenere la forma fisica senza l'uso di attrezzature pesanti. Gli allenamenti si concentrano su esercizi completi che stimolano tutto il corpo, migliorano la resistenza cardiovascolare e aumentano la forza muscolare.

Il programma si articola su 3-4 sessioni a settimana, con ciascuna sessione che dura non più di un'ora, includendo il riscaldamento e il defaticamento. Si raccomanda di mantenere almeno un giorno di riposo tra le sessioni per permettere un adeguato recupero muscolare.

Giorno	Esercizi	Serie x Ripetizioni	Tempo di riposo
Lunedì	Burpees, Squat, Plank, Push-up, Sit-up	3 x 15 per ciascuno	1minuto e mezzo
Mercoledì	Jumping Jacks, Affondi, Plank, Mountain Climbers, Leg Raises	3 x 20 per ciascuno	1minuto e mezzo
Venerdì	High Knees, Squat a salto, Push-up con rotazione, Russian Twists, Supermans	3 x 15 per ciascuno	1minuto e mezzo

Ogni sessione deve iniziare con un riscaldamento di 5-10 minuti, come camminare sul posto o fare esercizi di stretching dinamico, e concludersi con 5-10 minuti di defaticamento e stretching statico per prevenire infortuni e promuovere la flessibilità.

Questo programma di allenamento a casa non richiede attrezzature ed è facile da seguire, rendendolo ideale per chiunque voglia mantenere la forma fisica in modo efficace e sicuro durante il percorso di digiuno intermittente.

Se pensi che questo libro ti sia piaciuto

e ti abbia aiutato ti chiedo solo

di dedicare pochi secondi a lasciare

una breve recensione su Amazon!

Grazie,

Roberto Mancini